Dr. med. Walter Weber

Hoffnung bei Krebs

Der Geist hilft dem Körper

Dr. med. Walter Weber

Hoffnung bei Krebs

Der Geist hilft dem Körper

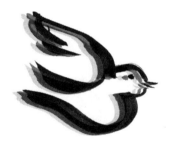

Herbig
Gesundheitsratgeber

3. Auflage Oktober 1995

© 1994 by F. A. Herbig Verlagsbuchhandlung GmbH, München
Alle Rechte vorbehalten
Umschlaggestaltung: Atelier Höpfner-Thoma, München
Herstellung und Satz: VerlagsService Dr. Helmut Neuberger
& Karl Schaumann GmbH, Heimstetten
Gesetzt aus der 11 Punkt Optima
Gesamtherstellung: Jos. C. Huber KG, Dießen
Printed in Germany
ISBN 3-7766-1874-4

Inhalt

Vorwort   7

1 Bestandsaufnahme 11
Die Geißel der Menschheit 11
Medizinische Aspekte der Krebserkrankung 13
Selbst oder Nicht-Selbst? 17
Die Suche 21
Der Einfluß der Psyche 25

2 Die Sichtweise ändert sich 29
Der Mensch ist mehr als sein Körper 29
Energie und Spannung 34
Programme und Energie 41
Vom Entstehen der Programme 50
Rüstzeug 55

3 Paradigma-Wechsel 63
Die Erkenntnisse des Lawrence LeShan 64
Die Ergebnisse des David Spiegel 73
Kommunikation 76
Allein 87
Krebs 96
Krebs ist Rückzug aus der Kommunikation 108

Unheilbar? 116
Offene Fragen? 125
Wie entstand das Programm »allein/allein gelassen«? 127
Ein folgenschweres Mißverständnis 135
Schuld oder Verantwortung 139

4 Gesprächsführung und Aufklärung 141
Die Aufklärung 141
Gesprächsführung 149

5 Therapie 155
Primärtherapie 156
Nachsorge 166
Neubeginn 172
Spirituelle Aspekte 178
Im Stadium der Metastasierung 182
Die zentralen Aspekte der Krebskrankheit 186
Durch Fragen helfen 192
Körpergefühl 194
Intuitives Denken 196
Die Helfer 201
Die Gesellschaft als Gegenpol 208
Selbständigkeit 212
Was muß ich tun, um gesund zu bleiben
oder zu werden? 216

Anhang 221
Glossar 221
Literaturhinweise 222

Vorwort

Seit etwa 20 Jahren beschäftige ich mich intensiv mit dem Thema Krebs. Natürlich lag die Arbeit zunächst rein auf medizinischem Gebiet, also auf dem Gebiet von Operation, Bestrahlung, Chemotherapie und Hormonbehandlung. Ich erlebte die aufkommende Hoffnung bezüglich der Immuntherapie. Heutzutage sind es Genforschung und Gentherapie, die Fachwelt und Laien gleichermaßen faszinieren und wieder neue Hoffnungen wecken. Doch alle Therapieverfahren schienen über kurz oder lang an eine Grenze zu stoßen.

1983 begann ich zu ahnen, daß die Psyche des Menschen eine wichtige, wenn nicht sogar eine zentrale Rolle für Entstehung und Verlauf der Krebskrankheit spielt. Ich hoffte nun, durch gezielte Forschungen so weit zu kommen, den Krebs ausschließlich auf mentalem Wege heilen zu können, ja, ich hoffte auf den entscheidenden Durchbruch innerhalb der nächsten fünf Jahre.

In beiden Punkten hatte ich mich gründlich geirrt. Ich mußte erkennen, daß ich niemanden heilen kann, daß die Heilung vielmehr von innen her erfolgt und somit der Patient die zentrale Rolle innehat.

Dieses Buch soll dazu dienen, den Weg zum Verstehen der Zusammenhänge dieser Erkrankung zu erleichtern. Da uns diese Zusammenhänge tief in die Bereiche von Sein und Nichtsein, von Leben und Tod, von Hoffnung und Leiden führen, dürfte das Lesen dieses Buches hohe Anforderungen an den Leser stellen, weniger von seiten der Intelligenz her als darin, das eigene Leben kritisch anzuschauen. Um so wichtiger ist es für den Leser, die Zusammenhänge wirklich zu erfassen. Dieses Buch darf deshalb nicht wie ein Roman gelesen werden. Der Leser sollte nicht fortfahren, wenn Unklarheiten entstehen und der Sinn nicht innerlich erfaßt wird. Er sollte dann ein oder zwei Kapitel zurückblättern, um zu erkennen, wo das Verstehen gestört wurde. Dieses Buch ist auch gleichzeitig Therapie, da es viele Denkanstöße gibt, die verarbeitet werden müssen. Für mögliche Auswirkungen auf die Gesundheit können der Autor und der Verlag keine Verantwortung übernehmen; diese trägt der Leser selbst.

Ich möchte den Leser auch bitten, nichts in diesem Buch ungeprüft zu übernehmen. Es ist nicht durch eine übermenschliche Autorität geschrieben. Die beste Art der Prüfung ist: Stimmt es mit meinen inneren Empfindungen überein? Hält es der Überprüfung stand?

Dieses Buch nimmt nicht für sich in Anspruch, eine vollständige Erklärung aller Phänomene im Zusammenhang mit der Krebskrankheit zu liefern. Es gibt die Erfahrung des Autors wieder aus der Behandlung vieler tausend Krebspatienten und vieler tausend Gesprächsstunden (Sprech- und Zuhörstunden). Nicht selten wird der Leser in diesem Buch Wiederholungen finden. Das hat seinen Sinn darin, den komplexen Sachverhalt von immer wieder verschiedenen Standpunkten aus zu beleuchten, insbesondere für diejenigen, die sich bisher mit den Gesetzmäßigkeiten mentaler Zusammenhänge wenig oder gar nicht beschäftigt haben. Die »Experten« unter den Lesern bitte ich deshalb um Nachsicht.

Um das Verstehen und Erfassen des Inhalts zu erleichtern, wurde auf Fremdworte möglichst verzichtet. Wenn aus unterschiedlichen Gründen doch ein Fremdwörter benutzt wurde, so ist dies im Glossar erklärt.

Danken möchte ich an dieser Stelle den vielen Helfern und Freunden, die an diesem Buch mitgewirkt haben: Dr. med. Steffen Bormann, Barbara Brix, Aloysia Carlberg, Ulrike Gräfin Castell, Michael Gessat, Marlene Jelonek, Gisela Mandewirth, Dr. med. Gerhard Oberhöffken, Thomas Röttgen, Christa Runge, Wolfgang Schamberger, Sylvia Schipke, Heidelore Schönwälder, Dr. med. Hendrik Westermann, Augusta de Wit.

1
Bestandsaufnahme

Die Geißel der Menschheit

Über das Thema Krebs ist viel geschrieben und veröffentlicht worden. Es gibt kaum jemanden, den das Wort nicht in Angst und Schrecken versetzt. Doch letztlich ist es nicht das Wort, das die Leute ängstigt, als vielmehr die Vorstellungen, die jeder einzelne in unterschiedlicher Weise mit dem Wort Krebs verbindet: Operation, Bestrahlung, Verstümmelung, Quälerei, Hilflosigkeit, schreckliches Ende, qualvolles Sterben, Tod – um nur einige Aspekte zu nennen.

Bei den Patienten finden wir in erster Linie die Vorstellungen von einer schrecklichen und zermürbenden Behandlung, das Sich-quälen-müssen und die Gedanken an ein schmerzvolles Ende, bei den Angehörigen mehr die Vorstellungen der Hilflosigkeit, der Gedanke, daneben stehen zu müssen und nicht helfen zu können.

Die Krankheit Krebs gibt es länger, als Berichte über die Menschheitsgeschichte vorliegen. Die ersten Hinweise auf Krebs fand der Amerikaner Roy Lee Moodi im Jahre 1923 anhand der Skelettreste eines Dinosauriers. Sie zeigten eindeutig, daß das Urtier vor siebzig Millionen Jahren an einer bösartigen Knochengeschwulst litt. Die Briten

Goodman und Morant entdeckten ein 500 000 Jahre altes Skelett eines Steinzeitmenschen mit Zeichen einer Krebsgeschwulst im Nasen-/Rachenraum. Archäologen stießen auf Zeugnisse, die bewiesen, daß Ägypter und Babylonier sich schon mehr als tausend Jahre vor Hippokrates mit Krebsfällen beschäftigten.

Viele Ärzte haben sich seither mit dieser Krankheit befaßt. Viele Theorien wurden aufgestellt und viele verschiedenartigste Therapien angewandt. Viele, auch berühmte Persönlichkeiten sind an dieser Erkrankung gestorben: der römische Kaiser Diokletian an Kehlkopfkrebs, Papst Innozenz VIII. an Magenkrebs, Maria von Medici an Darmkrebs, Giacomo Casanova an Blasenkrebs, Napoleon an Magenkrebs, Hans Christian Andersen an Leberkrebs, Johannes Brahms an Leberkrebs, Gary Cooper an Darmkrebs, John Wayne an Lungenkrebs und in neuester Zeit Audrey Hepburn ebenfalls an Darmkrebs.

Möglich, daß die Krebserkrankung im Laufe der Zeit zugenommen hat, in neuerer Zeit vielleicht auch durch eine ständig verbesserte Diagnostik immer häufiger und immer früher erkannt wird. Sicher ist, daß mit zunehmendem Alter die Häufigkeit an Krebs zunimmt. Bei über neunzigjährigen Männern zum Beispiel erhöht sich die Quote an Prostata-Karzinomen auf über achtzig Prozent. Es scheint so, als ob der Mensch nur genügend alt werden müsse, um eine Krebserkrankung zu bekommen. In höherem Alter ist sie allerdings in den meisten Fällen weniger bösartig.

Krebs ist die Geißel der Menschheit, da die heutige Medizin noch nicht für jeden Patienten einen gesicherten Weg sieht, um die Krankheit erfolgreich und nebenwirkungsarm überwinden zu können. Rein medizinisch und statistisch betrachtet, ist die Behandlung in etwa fünfzig Prozent aller Fälle erfolgreich, die andere Hälfte der Patienten stirbt über kurz oder lang an dieser Erkrankung. Dieses

Wissen macht den Schrecken der Krankheit aus, Schrekken sowohl für den Patienten wie auch für die Ärzte. Dieses Buch soll helfen, die Ängste abzubauen und neue, andersartige Vorstellungen zu vermitteln. Dieses Buch beruht auf meinen nunmehr zwanzigjährigen Beobachtungen und Erfahrungen bei der Behandlung dieser Krankheit.

Medizinische Aspekte der Krebserkrankung

Krebszellen stammen von normalen Körperzellen ab. Diese beginnen eines Tages, sich unkontrolliert zu teilen und zu wachsen. Dieser Vorgang des Entstehens der ersten Krebszelle scheint im menschlichen Körper häufig aufzutreten und sich ebenso häufig wieder zurückzubilden. Setzt sich jedoch der Teilungsvorgang unkontrolliert fort, so wächst ein Zellhaufen heran, den wir schließlich einen Krebsknoten oder einen Tumor nennen. Mit einem Tumorgewicht von etwa einem Gramm (= 1.000.000.000 bis 10.000.000.000 Zellen) ist der Knoten für die medizinische Diagnostik erkennbar, an den sichtbaren Organen, wie zum Beispiel der Haut, zum Teil schon früher.
Entsprechend den unterschiedlichen Zellgeweben (Nerven-, Muskel-, Deck-, Bindegewebs- und Keimzellen) gibt es fünf verschiedene Krebszellgewebe. Die aus der Nervenzelle entstandenen Tumore nennen wir Blastome, die aus der Muskel- und Bindegewebszelle entstehenden Tumore Sarkome und die aus dem Deckzellgewebe entstandenen Tumore nennen wir Karzinome. Letztere sind die häufigste Form von Krebs. Sie entstehen in den unterschiedlichsten Organen wie Magen, Darm, Lunge, Leber, Brust, Prostata.
Neben diesen Krebsarten gibt es die Geschwulste der

13

Lymphknoten, die, laienhaft als Lymphdrüsenkrebs bezeichnet, in der Fachsprache (maligne) Lymphome genannt werden.

Nicht behandelt werden in diesem Buch die »Krebse« des Blutes, deren bekanntester die Leukämie ist. Hier verfüge ich über zu wenig Beobachtungen und Erfahrungen.

Die Bösartigkeit der Krebserkrankung hängt davon ab, in welchem Organ oder Körperbereich sie wächst, wie weit sie auf einen Ort beschränkt bleibt oder sich in Form von Metastasen (Tochtergeschwülste) ausbreitet, wie schnell der Tumor wächst und inwieweit wichtige oder lebenswichtige Funktionen beeinträchtigt werden.

Die klassischen Therapieverfahren in der Schulmedizin sind die Operation, die Strahlentherapie, die Zytostatika- und Hormontherapie. Zystos-stase bedeutet wörtlich »Stop der Zellen«. Gemeint ist mit dem Wort Zytostatika-Therapie also eine Behandlung, die das Zellwachstum stoppt. Die Hormontherapie wendet sich gegen jene Zellen, die eine bestimmte Hormonabhängigkeit zeigen. Klassische Beispiele sind der Brustkrebs, dessen Wachstum in etwa fünfzig Prozent von den weiblichen Hormonen, und das Prostata-Karzinom des Mannes, dessen Wachstum in einer hohen Prozentzahl von dem männlichen Geschlechtshormon, dem Testosteron, abhängig ist. In neuerer Zeit beschäftigt sich die Medizin intensiv mit der Immuntherapie und gentechnologischen Verfahrensweisen.

Alles in allem zeigt sich, daß die bisherige medizinische Krebsbehandlung nicht bei den Ursachen der Erkrankung ansetzt und somit letzten Endes nur ein Kurieren am Symptom ist, wenngleich in etwa fünfzig Prozent aller Krebsfälle mit lebenserhaltendem Erfolg. In den anderen fünfzig Prozent versagt diese Behandlungsmethodik in mehr oder weniger starkem Ausmaß, ohne daß die Patienten von den

Nebenwirkungen der Behandlung verschont blieben. Da der heutige Mediziner kaum eine andere Behandlungsmaßnahme gelernt hat, wird für ihn die Grenze schwer erkennbar, wo die Behandlung dem Patienten mehr schadet als nützt. In dieser Rolle ist er eindeutig überfordert, da diese Grenze auch für den erfahrenen Krebsspezialisten (Onkologen) oft schwer erkennbar ist. Wer aus dieser Tatsache heraus jedoch dem Mediziner einen Vorwurf macht oder ihn sogar attackiert, wie das in der Presse nicht selten geschieht, der hat eben noch nicht die Not der Patienten erfahren, die in dieser lebensbedrohlichen Situation sind, und auch nicht die Not der Ärzte, die helfen möchten, aber nicht sicher abschätzen können, ob sie mehr schaden als nützen.

Was die Prognose der Krebserkrankung angeht, so können wir in der heutigen Schulmedizin lediglich statistische Aussagen machen. Wie die Erkrankung beim einzelnen Patienten wirklich verläuft, das wissen wir nicht, und jeder in der Onkologie tätige Arzt hat hier schon die erstaunlichsten Beobachtungen gemacht, sowohl in negativer wie auch in positiver Richtung. Für den Patienten ist diese statistische Aussage etwas Schreckliches, da sie ihm weder Hoffnung noch Halt und Hilfe gibt. Mancher Patient drängt deshalb darauf, zu erfahren, »wie lange er denn noch zu leben« habe. Nur der unerfahrene Arzt wird hierauf eine (statistische) Antwort geben.

Die Tatsache, daß in der Onkologie (Lehre von den Krebskrankheiten) nur statistische Aussagen bezüglich Verlauf und Prognose gemacht werden können, zeigt eindeutig, daß der Arzt nicht die eigentlichen Ursachen der Krebskrankheit kennt, sondern nur die organischen Mechanismen bis hin zur genetischen Veränderung. Doch auch im genetischen Bereich finden wir nicht die eigentliche Ursache, da festgestellt wurde, daß die Vorläufer der sogenannten Krebsgene (= Onkogene) in jedem Zellkern (!) vorhanden sind. Diese Vorläuferstufen sind lediglich inaktiv und werden erst durch bestimmte Reize aktiviert. Es bedarf einer ganzen Reihe von Reizen, die zu entsprechenden genetischen Veränderungen führen, was eine Kaskade von chemischen Prozessen auslöst, bis schließlich die erste Krebszelle entsteht. Diese Komplexität macht uns klar, warum der Versuch, die Krebsentstehung auf einen einzigen Reiz, sei es nun ein Virus oder eine chemische Substanz, zurückzuführen, bisher gescheitert ist. Eine solche Vereinfachung durch Zurückführung auf einen einzigen Reiz erleben wir zur Zeit mit der Anti-Raucher-Kampagne: Rauchen verursacht Krebs, so steht es heutzutage auf den Zigarettenschachteln. Wenn dies so wäre, so müßten alle Raucher, die eine bestimmte Menge Tabak pro Tag konsumieren, an dieser Erkrankung sterben, und das ist eben nicht der Fall. Tabak ist lediglich ein Auslöser in einer Kette von vielen.

In diesem Buch möchte ich nicht auf die weitergehende Beschreibung der einzelnen Krebsarten und die damit verbundenen unterschiedlichen Therapiemöglichkeiten und Konsequenzen eingehen. Dies ist vielfach in anderen Büchern geschehen. Auf einige wird im Literaturverzeichnis hingewiesen. Eingehen werde ich zu einem späteren Zeitpunkt noch einmal auf die hauptsächlichen schulmedizinischen Behandlungsarten (Operation, Strahlentherapie, Zytostatika-Therapie, Hormontherapie, immunologische Therapie). Das Schwergewicht dieses Buches liegt darin, die Zusammenhänge zwischen psychischen und körperlichen Erscheinungen zu verdeutlichen, die hinter den körperlichen Ursachen ablaufen.

Selbst oder Nicht-Selbst?

Von psychosomatischen Zusammenhängen wußte ich – inzwischen dreißig Jahre alt, nach sechs Jahren Studium und sechs Jahren Beruf – im Jahre 1974 noch nichts. Durch meine Ausbildung an der Universität und durch die Arbeit in verschiedenen Krankenhäusern war ich auf das rein Körperlich-Organische fixiert, und es kam für mich auch nur eine entsprechende Therapie in Frage, also eine chemische oder mechanische Manipulation.

Zu dieser Zeit bekamen wir auf der Inneren Abteilung jene Krebspatienten zugewiesen, bei denen die Chirurgen durch eine Operation nichts mehr zu erreichen glaubten. So landeten bei uns jene vielen schwer- und todkranken Patienten, für die es kaum noch Hoffnung gab, zumindest nicht aus medizinischer Sicht.

Zu jener Zeit kam die Chemotherapie in ihre Blütezeit. Unter ihrem Einsatz erlebten wir, daß sich bestimmte Tumore zurückbildeten, sogar im Stadium der Metastasierung. Manche verschwanden sogar vollständig. Wir erlebten aber auch bald durch diese Therapie die Grenzen der Behandelbarkeit. Das waren Enttäuschungen für Arzt und Patient. Darüber hinaus erfuhren wir zum Teil starke Nebenwirkungen der krebshemmenden Medikamente und mußten lernen, mit ihnen richtig umzugehen, um den Patienten mehr zu nützen als zu schaden.

In der damaligen Zeit wuchsen auch die Erkenntnisse im Bereich der Immunologie, der Lehre von den Erkennungs- und Abwehrmechanismen eines Organismus für körperfremde und unter Umständen auch körpereigene Substanzen und Gewebe. Es war die Zeit, da immer mehr über jene speziellen und spezifischen Zellen bekannt wurde, die unseren Körper beim Kampf gegen fremde und schädliche Substanzen gesund halten.

17

Ein wichtiger Aspekt der Abwehrvorgänge ist, ob der Körper eine Substanz, eine Zelle oder ein Gewebe als fremd oder nicht fremd erkennt. Er ist auf diese Aufgabe seit der Geburt trainiert und kann zwischen selbst und nicht-selbst (=fremd) unterscheiden. Fremde Substanzen, Zellen oder Gewebe werden durch einen komplizierten Abwehrmechanismus erkannt und zerstört. Wir sprechen dann von einer guten Abwehrlage. Von einer schlechten Abwehrlage sprechen wir, wenn dieser Mechanismus, angeboren oder erworben, geschwächt ist. Bestens bekannt ist eine schlechte Abwehrlage bei der erworbenen Immunschwäche, also AIDS (=acquired immune deficiency syndrome).

Ein gestörtes Abwehrverhalten liegt auch vor, wenn die körpereigenen Zellen als »fremd« angegriffen werden. Wir nennen dies Autoaggressionserkrankung, eine Erkrankung, bei der der Körper sich selbst angreift.

Nun ist bekannt, daß es bei angeborener oder erworbener Immunschwäche zu einer vermehrten Krebsbildung kommt. Aus diesem Grund bleibt zu klären, ob Krebszellen grundsätzlich als fremd erkannt werden und sich eine Krebserkrankung erst dann bildet, wenn die Abwehrmechanismen versagen oder bereits grundsätzlich geschwächt sind. Die grundsätzliche Frage ist also: Sind Krebszellen »selbst« oder »nicht-selbst«, beziehungsweise werden sie vom Körper als fremd erkannt oder nicht? Diese Frage ist bis heute nicht eindeutig beantwortet. Wir werden auf diese Frage immer wieder zurückkommen und versuchen, sie aus einem ganz anderen Blickwinkel als aus der bisherigen medizinischen Sicht zu klären.

Zum damaligen Zeitpunkt veranlaßte ich zwei Doktoranden, die Abwehrmechanismen bei der Krebserkrankung zu überprüfen. Bei den von uns untersuchten Karzinomen stellte sich heraus, daß die körpereigene Abwehr erst im

Endstadium der Erkrankung eine Beeinträchtigung aufwies. Somit war zumindest für die von uns untersuchten Fälle klar, daß eine durch Untersuchungen erkennbare Immunschwäche *nicht der Krebserkrankung vorausging und somit auch nicht am Entstehungsmechanismus beteiligt sein konnte.*

Für mich bedeutete dieses Ergebnis den gedanklichen Abschied von einem Durchbruch in der Krebsbehandlung durch eine Immuntherapie, eine Therapieform, die gerade in der heutigen Zeit einen Boom erlebt. Warum?

In dem 1993 von Stephen Rosenberg veröffentlichten Buch »Die veränderte Zelle« schreibt der Autor, daß er die damals vorherrschende Meinung, die Krebszellen könnten vom Körper nicht als »nicht-selbst« (= fremd) erkannt werden, einfach nicht akzeptieren mochte. Er wollte den Kampf *gegen* den Krebs. Als Folge seiner Überlegungen, daß Krebszellen Fremdzellen sind, die von der Körperabwehr erkannt und zerstört werden können, manipulierte er Krebszellen und Körperabwehr so lange, bis die Krebszellen zumindest teilweise Merkmale von Nicht-Selbst-Zellen hatten und von massiv manipulierten Abwehrzellen erkannt werden konnten. Dieses mit Besessenheit verfolgte Ziel führte zu Zigtausenden von Tierversuchen, zu Untersuchungen und Behandlungen, die mit enormen Kosten verbunden waren. Das Ganze brachte zumindest einen Teilerfolg: Etwa zwanzig Prozent der Tumore sprach auf die Behandlung an, bei etwa zehn Prozent der Patienten kam es zu einer länger dauernden vollständigen Rückbildung. Stephen Rosenberg selbst gibt zu, daß es bei dieser Therapieform zu massiver Manipulation von natürlichen Vorgängen kommt. Sie führte ihn letzten Endes zur Gentechnologie mit der ersten Genmanipulation bei Krebserkrankung des Menschen im Jahre 1989. Wegen der enorm hohen Kosten, des enorm hohen Aufwandes und der massiven Nebenwirkungen hat sich diese Behandlung dennoch bis heute in der Praxis nicht durchgesetzt.

Was bleibt, ist die Frage: selbst oder nicht-selbst? Ein Freund sagte mir hierzu: »Wieso eigentlich ist vom Körper selbst produziertes Gewebe, also Tumorgewebe, als ›fremd‹ zu bezeichnen? Wieso sollte die Abwehr bei selbst produziertem Gewebe aktiv werden?« Das ist in der Tat eine entscheidende Frage. Zu diesem Thema erschien 1993 in der Ärztezeitung ein Artikel über die Untersuchungen an der Universität Frankfurt mit dem Titel: »Stimmen die Vorstellungen von den gegen einen Tumor ›kämpfenden‹ Abwehrzellen wirklich?« Ein Tumor besteht zu nicht geringem Anteil aus Abwehrzellen, das sind Lymphozyten (spezielle weiße Blutkörperchen mit Abwehrfunktionen) und Makrophagen (Freßzellen). Die bisherige Anschauung war, daß die Ansammlung dieser Abwehrzellen in einem großen Tumorknoten die Ausbreitung des Krebsknotens verhindert, indem sie gegen ihn ankämpft. In dem oben erwähnten Artikel erfahren wir dagegen: Möglicherweise können Tumore die Immunzellen auch für eigene Zwecke »mißbrauchen«, zum Beispiel zur Abfallbeseitigung. Möglicherweise hemmen Makrophagen und Lymphozyten das Tumorwachstum nicht, sondern unterstützen es sogar, indem sie die Gefäßneubildung und Fibroblasten (Bindegewebszellen) stimulieren. Die malignen soliden Tumore (Karzinome) der Erwachsenen könnten durchaus biologisch weit überlegene Systeme sein. Sie scheinen nicht nur gegenüber dem Abwehrapparat hoch abgesichert zu sein, sondern stellen dessen Zellen darüber hinaus in ihren Dienst.

Wir bekommen hier einen weiteren Hinweis dafür, daß Krebszellen keine »Nicht-Selbst«-Zellen sind, sondern »Selbst«-Zellen. Damit wäre die gesamte Vorstellung, *gegen* den Krebs ankämpfen zu müssen, ein verhängnisvol-

ler Irrtum: Man würde sozusagen gegen sich selbst
ankämpfen. Krebszellen würden nach dieser Vorstellung
genauso wie alle anderen Zellen entstehen. Sie wären kein
»Verkehrsunfall« bei der Zellenproduktion, sondern natür-
liche Folge körpereigener Geschehnisse. Sollte das wirklich so sein, dann müßten wir in unserem Verhalten, aber
auch in unserem gesamten Behandlungsplan manches ändern. Thorwald Detlefsen meint hierzu: »Der Krebs
braucht nicht besiegt zu werden – er muß nur verstanden
werden.«
Möglicherweise ändert sich unter diesem Aspekt die ganze
Fragestellung bei der Krebsbehandlung. Statt »Wie kämp-
fe ich gegen den Krebs?« würde es dann heißen: »Wieso
produziert mein eigener Körper Zellen, die mich letzten
Endes zerstören?«

Die Suche

Mitte der siebziger Jahre wurde mir also klar, daß eine
Schwächung der Immunabwehr einer Krebserkrankung in
den allermeisten Fällen nicht vorausgeht, sondern ihr
nachfolgt. Das bedeutet, daß die Krebskrankheit selbst die
Abwehrschwäche herbeiführt. Daraus schloß ich, daß die
Stärkung der herkömmlichen Immunabwehr kaum die Lösung für die Krebsbehandlung sein konnte! Krebszellen
wurden und werden vom Körper einfach nicht als fremd
erkannt. Somit könnte eine Verbesserung der Abwehrlage
die Krankheit zwar verzögern, letzten Endes jedoch nicht
heilen.
Ich machte mich nun auf die Suche nach den möglichen
Ursachen für die Krebserkrankung. Ich las vieles über die
Grundlagenforschung. Zu jener Zeit standen die krebser-
regenden Substanzen im Mittelpunkt des Interesses. Man

fand viele chemische Substanzen, die in der Lage waren, Krebs auszulösen, unter anderem das berühmte Benzpyren. Ein Versuch beschäftigte mich sehr: Wenn man bestimmte krebserregende Substanzen immer wieder auf dieselbe Hautstelle einpinselt, so entsteht irgendwann an dieser Stelle Krebs. Auf ähnliche Weise entsteht der Hodenkrebs bei Schornsteinfegern, die immer wieder den rußhaltigen Substanzen beim Kaminfegen ausgesetzt sind. Ostasiatische Mönche, die auf der Haut ein kleines Öfchen tragen, in dem sie ätherische Substanzen abbrennen, bekommen an dieser Hautstelle auffällig häufig Krebs.

Zusammenfassend ergab dies die damals sehr geläufige Theorie des chronischen Reizes, worunter man all diese Versuche einordnen konnte: Wenn ein Zellverband immer wieder durch eine oder mehrere giftige chemische Substanzen gereizt wurde, so entstand an dieser Stelle schließlich Krebs.

Neben dem Studium der Grundlagenforschung befaßte ich mich in der damaligen Zeit mit der gesamten Alternativmedizin. Ich las die Bücher von Joseph Issels, der in den fünfziger Jahren als erster eine einheitliche Theorie von Krebsentstehung und Krebsbehandlung entwickelt hatte. Zu einem Zeitpunkt, als in der Schulmedizin Krebs noch als örtliches Geschehen angesehen wurde, sprach er bereits von einer ganzheitlichen Erkrankung. Er schrieb über die Bedeutung von entzündlichen Kopfherden (insbesondere im Zahnbereich), der Darmflora, der Ernährung, der Biosphäre, von chemischen, physikalischen und seelischen Einflüssen. Sein Behandlungskonzept lag in der Herausnahme aus dem häuslichen Milieu, in der Beseitigung von sogenannten Störfeldern, insbesondere im Zahnbereich, in der Verbesserung der Ernährung und in der Aufklärung durch Einzel- und Gruppengespräche. Seine Vorgehensweise war für die damalige Zeit offensichtlich derart außergewöhnlich, daß er von der Ärzteschaft der Scharlatanerie angeklagt wurde und einige Zeit im Gefängnis saß, aber schließlich freigesprochen wurde. Er selbst gibt an, bei etwa sechzehn Prozent der Patienten, die als unheilbar eingestuft worden waren, eine längerfristige oder dauerhafte Heilung erzielt zu haben. So konnte auch sein Verteidiger vor Gericht fragen: »Was hindert die orthodoxe Schule nun eigentlich, Issels anzuerkennen? Warum müssen stets Irrtümer und Fehldiagnosen der Pathologen oder Gynäkologen vorliegen oder sogar irrtümliche Bestrahlungen der Göttinger Universitäts-Frauenklinik, um die Diagnose Krebs bei den geheilten Fällen verneinen zu können?«

Die Beschäftigung mit den Büchern von Joseph Issels zeigte dreierlei: Eine Behandlung und Besserung bei Patienten im angeblich unheilbaren Zustand einer Krebserkrankung ist möglich; die Behandlungserfolge werden nicht durch die herkömmlichen Therapieverfahren allein erzielt; der genaue Wirkungsmechanismus der körperlichen Heilung ist nicht bekannt.

Die Misteltherapie ist eine der bekanntesten Alternativmaßnahmen, zudem ideologisch »vereinnahmt« im Zusammenhang mit der Anthroposophie (Lehre Rudolf Steiners). In dem Bemühen, den Patienten keine möglicherweise wirksame Therapie vorzuenthalten, setzte ich die Misteltherapie bei etwa hundert Patienten so ein, wie das von der Firma exakt vorgeschrieben wurde. In keinem einzigen Fall konnte ich eine Rückbildung einer Krebskrankheit erleben, fand allerdings bei einer Patientin einen erstaunlich verlangsamten Krankheitsverlauf.

Die Beschäftigung mit der weiteren Alternativszene war insgesamt wenig erfolgreich oder überzeugend. Entweder brach die scheinbare Logik bei näherem Hinschauen in sich zusammen, mußte das Medikament wegen zu großer

Nebenwirkungen vom Markt zurückgezogen werden, ergab sich kein Effekt oder es ergaben sich Effekte, die in keinem sicheren Zusammenhang mit der Alternativmedizin zu sehen waren und deren Ursachen unklar blieben. Kurz, es fand sich einfach kein erfolgversprechender Therapieansatz.

Ein interessantes Gebiet ist das der Spontanregression (Rückbildung »von selbst«) bei Tumoren. Berichte aus der medizinischen Literatur zeigen, daß es auch bei fortgeschrittener, metastasierender Krebserkrankung Stillstände und Regressionen gibt. Es ist das Verdienst von Everson und Cole, erstmals eine umfassende Studie aus einem Zeitraum von 65 Jahren (1900 bis 1965) vorgelegt zu haben über Wachstumsstillstand oder -rückgang bei Malignomen. Die Autoren berichten, daß bereits in Legenden und Überlieferungen Krebsheilungen bekannt sind. Noch heute wird der heilige Peregrinus als Patron der Krebskranken verehrt. Er erkrankte als junger Ordenspriester an einem bösartigen Gewächs des Fußes; der Fuß sollte amputiert werden. In der Nacht vor der Operation gingen die Beschwerden zurück, und es kam zur Heilung. Er starb 1346 im Alter von achtzig Jahren. Auch wenn man diese oder ähnliche Berichte als fromme Legenden ansieht, so gibt es doch sorgfältig dokumentierte Verläufe von inzwischen mehr als zweihundert Patienten, bei denen der Tumor spontan zurückging, beziehungsweise verschwand. Über die genauen Ursachen hierfür ist bis heute nichts bekannt. Es werden meist hormonelle oder immunologische Mechanismen vermutet. Es werden auch psychodynamische Faktoren angenommen, und der Einfluß der Glaubenshaltung von Patienten auf den Krankheitsverlauf wird diskutiert. Es gibt eine Reihe gut dokumentierter Krebsheilungen durch Glaubenseinflüsse. Glaube wird dann zur bewußten Zuversicht, den schicksalsmäßigen Verlauf ändern zu können. Sinnigerweise ist der Begriff »Glaube« in der medizinischen Literatur nicht bekannt.

So wertvoll die Information war, daß Krebs keinesfalls unwiderruflich zum Tode führen muß und daß es durchaus spontane Rückbildungen geben kann, so fand sich auch hier ebenfalls kein klarer Ansatzpunkt für eine neue Therapieform. Somit änderte sich an der grundlegenden Situation nichts: Außer den drei Standardverfahren von Operation, Bestrahlung und Chemotherapie (Zytostatika, Hormone) ergab sich in jener Zeit bis Anfang der 80er Jahre kein Ansatz, um das Rätsel zu »knacken«.

Der Einfluß der Psyche

Bis zur Jahrhundertwende war in der Medizin die Tatsache allgemein akzeptiert, daß zwischen der Krebserkrankung und der emotionalen Lebensgeschichte des Patienten ein Zusammenhang besteht. Da die Ärzte aus jener Zeit noch nicht über so umfangreiche Möglichkeiten der apparativen Diagnostik verfügten, waren sie gezwungen, ihren Patienten zuzuhören, um herauszufinden, was ihnen fehlte. Durch dieses Zuhören erfuhren sie sehr genau die persönliche Geschichte des Patienten und lernten seine Gefühle kennen. Große persönliche Verluste und die Erfahrung von Hoffnungslosigkeit vor dem Auftreten einer Krebskrankheit zeigten sich als so häufige Faktoren, daß sie nicht mehr übersehen werden konnten. Viele berühmte Ärzte aus dieser Zeit veröffentlichten ihre Beobachtungen zu diesem Thema.

Mit dem Aufkommen moderner Untersuchungstechniken und neuer Therapieverfahren verschwand die Auffassung eines psychosomatischen Zusammenhangs aus Lehrbüchern und Fachzeitschriften. Der Versuch einiger Ärzte, diese Gedanken lebendig zu halten, blieb vergeblich. Ein halbes Jahrhundert lang war der Gedanke, daß Krebs mit der gesamten Lebensgeschichte eines Menschen zu tun hat, fast unbekannt. Diese Situation hat sich inzwischen wieder geändert.

Wer sich längere Zeit mit der Onkologie beschäftigt und viele Patienten behandelt hat, der wird psychische Einflußfaktoren nicht mehr leugnen können. Ein mir bekannter Arzt berichtete, daß ein Patient vor der Chemotherapie jedesmal mit einem heftigen Anschwellen seines Tumorknotens reagierte. Vielfach las ich von ähnlichen Beobachtungen, für die niemand die genaue Ursache angeben konnte.

Insbesondere nach Verlust von nahestehenden Angehörigen scheint die Häufigkeit von Krebserkrankungen anzusteigen. So bei jenem Mann, der wegen eines Magen-Karzinoms zu mir kam. Drei Monate zuvor war etwas Schreckliches passiert. Er kam nach Hause und fand seinen einzigen Sohn erhängt im Wohnzimmer. Dieses Ereignis war ein solch schrecklicher Schock für ihn, daß er auch nicht mehr darüber sprechen konnte. Ob dieses Ereignis allerdings den Magenkrebs ausgelöst oder einen entscheidenden Einfluß auf einen bereits bestehenden Tumor ausgeübt hatte, läßt sich nicht beweisen. In ähnlicher Form liegen zwischen gravierenden, schock-ähnlichen Ereignissen und der Entdeckung einer Krebserkrankung meist nur Monate, selten mehr als ein Jahr. Doch bewiesen ist damit noch gar nichts, denn bei vielen Leuten lassen sich in der Vorgeschichte keine derartig schwerwiegenden Ereignisse finden. Dennoch scheint einer Krebskrankheit allzu häufig ein einzelnes tiefgreifendes Ereignis oder ein länger andauernder, sogenannter chronischer Streß vorauszugehen.

Lange Zeit wurde ein Zusammenhang zwischen Depression und Krebskrankheit hergestellt. Statistisch ließ sich dies jedoch nicht beweisen, vor allen Dingen nicht im Sinne von Ursache und Wirkung. War die Depression eine Folge einer bereits bestehenden Krebserkrankung, wie das häufig beim Pankreas-Karzinom gefunden wird? Oder war die Krebskrankheit vielmehr Folge einer Depression? Bis heute gibt es dazu keine klare Aussage.

Bis Anfang der 80er Jahre konnte der gesamte Wissensstand der Psycho-Onkologie mit diesen wenigen Absätzen beschrieben werden, jener Lehre also, die sich mit den Zusammenhängen von Psyche und Krebs befaßt: Ein Zusammenhang zwischen Psyche und Krebs ist offensichtlich, genaue Zusammenhänge sind nicht bekannt.

2
Die Sichtweise ändert sich

Der nun folgende Abschnitt könnte für manchen Leser eine Hürde darstellen, da die hier geschilderte Sichtweise vom Entstehen von Symptomen und Krankheiten nicht der allgemein üblichen Vorstellung entspricht. Auch sind die Zusammenhänge mit Entstehen und Therapie der Krebskrankheit möglicherweise nicht gleich ersichtlich. Dieser Abschnitt ist für jene Leser gedacht, die meine beiden ersten Bücher nicht kennen mit dem darin geschilderten Modell einer ganzheitlichen Betrachtungsweise des Menschen. Er ist dennoch notwendig, um eine Modellvorstellung zu vermitteln, wie – naturwissenschaftlich exakt dargestellt – aus Gedanken körperliche Krankheiten entstehen können. Die Krebskrankheit bildet da keine Ausnahme.

Der Mensch ist mehr als sein Körper

Der Mensch ist nicht nur die Summe der chemischen, mechanischen und elektrischen Vorgänge, sondern ein vielschichtiges Wesen: Körper, Seele und Geist.
Die höchste körperliche Steuerungsebene des Menschen sind die Gene. Dies sind Molekül-Einheiten, die in Form

einer Doppelspirale hintereinander aufgereiht sind und das Chromosom ergeben. Chemisch besteht diese Doppelspirale aus DNS (=Desoxyribonukleinsäure). Ein Bruchstück der Chromosomen wird ein Gen genannt, deren Anzahl mit 50 000 bis drei Millionen sehr unterschiedlich angegeben wird, nicht zuletzt bedingt durch die Tatsache, daß achtzig bis neunzig Prozent dieser Gene inaktiv und damit schwer nachweisbar sind. Ein Gen, beziehungsweise das Zusammenspiel vieler Gene bestimmt den Aufbau der einzelnen Körpersubstanzen, zum Beispiel der Eiweiße, der Fette, der Kohlenhydrate. Das Zusammenspiel mehrerer Gene bestimmt so zum Beispiel das Entstehen einer Zelle. Das Zusammenspiel aller Gene ergibt den Bauplan und Aufbau des menschlichen Körpers mit all seinen Baustoffen und Funktionen.

In der modernen medizinischen Wissenschaft hat die Genforschung inzwischen einen hohen Stellenwert bekommen, man denke nur an die derzeitige Diskussion um die Gentechnologie. In der Krebsforschung wurden inzwischen verschiedene Gene entdeckt, die eine große Bedeutung für das Entstehen von Tumoren haben. Derartige Gene finden sich in jeder (!) Körperzelle. Sie sind im allgemeinen inaktiv. Zu Krebs kommt es, wenn diese onkogenen Gene entweder aktiviert werden oder die Inaktivierung aufgehoben wird. Dies soll durch Viren, durch chemische oder physikalische (zum Beispiel Strahlen) krebserregende Stoffe, aber auch durch verschiedenartige andere Faktoren (zum Beispiel Altern, Hormone) geschehen können.

Für den Bereich der Krebskrankheiten sind somit auf der höchsten körperlichen Steuerungsebene erste Einblicke gewonnen, wie Krebs entstehen kann, allerdings ist wegen der Komplexität dieser Zusammenhänge eine genetische Therapie für Krebskrankheiten bisher nicht in Sicht.

Kommen wir zurück zum Aufbau des Menschen, denn der Mensch besteht nicht nur aus diesen chemischen Vorgängen. In meinen ersten Büchern habe ich den Aufbau des Menschen mit einem Computer verglichen. Dieser Vergleich, angepaßt an die moderne Zeit, hat leider viele Leute irritiert, da es hier um Technik und elektronische Datenverarbeitung geht. Sie haben deshalb innerlich abgeschaltet nach dem Motto: Das verstehe ich sowieso nicht. Diese Leser möchte ich bitten, beruhigt weiterzulesen, da es sich im folgenden nicht um ausführliche technische Erläuterungen handelt, sondern um einfache Vergleiche.

Beim Computervergleich entspricht die eben beschriebene körperliche, also genetische Ebene der Hardware. Beim Computer sind dies alle festen Bestandteile (Rechner, Bildschirm, Drucker). Wie beim Computer ist auch beim Menschen dieser materiellen, körperlichen Ebene die Ebene der Software übergeordnet. Beim Computer sind dies die Programme, Befehle, Dateien und so weiter. Dies entspricht beim Menschen Beschlüssen, Entscheidungen, Gedanken, Vorstellungen und Empfindungen. Diesen Bereich, beim Computer Software genannt, habe ich im Rahmen meines Vorstellungsmodells des Menschen den mentalen Bereich genannt.

Die physikalische Trägersubstanz für die Software besteht beim Computer aus elektromagnetischer Energie. Nach meiner bisherigen Information dürfte dies beim Menschen gleich oder ähnlich sein, zumindest handelt es sich auch bei den Gedanken und Empfindungen um Energiegebilde, wie auch immer dies naturwissenschaftlich zu deuten ist. Empfindungen kennt ein Computer nicht. Beim Menschen scheinen die Empfindungen das Energieniveau von Gedanken und Vorstellungen zu bestimmen. So dürfte eine Vorstellung, die ich mit Begeisterung verfolge, mehr Kraft und Energie haben als ein Gedanke, der mich eher langweilt.

Da der Vergleich mit einem Computer an Maschinen, Technik und Roboter erinnert, hat er manchen Leser abgestoßen. Doch ohne ein lebendiges Wesen läuft gar nichts, weder beim Computer noch beim Menschen. Beim Computer ist es der Programmierer. Er bestimmt die Struktur der Software und damit auch die Einsatzmöglichkeiten des Mediums Computer. Beim Menschen entspricht dem Programmierer das Ich, das Selbst, die Seele. Dies sind die Begriffe, die in den unterschiedlichen Kulturen für die eigentliche Persönlichkeit, das geistige Wesen des Menschen, gebraucht werden.

Wie beim Computer der Programmierer die Software verändern kann, so hat beim Menschen das Ich den Zugang zu den Gedanken, Vorstellungen und Empfindungen. Wie beim Computer die Software, so bestimmt auch beim Menschen die Gedanken-, Vorstellungs- und Empfindungswelt, welcher Ausdruck, welche Erscheinungsform auf der Hardware (Bildschirm, Drucker, Körper) auftritt. Wenn wir dieses Vorstellungsmodell konsequent zu Ende denken, so würde dies bedeuten, daß jeder Mensch durch die »Software«, das heißt durch seine Gedanken, Vorstellungen und Empfindungen, letzten Endes seine Gesundheit oder Krankheit selbst bestimmt. Hierzu schreibt der Schweizer Psychiater Beck in seinem Buch »Krankheit als Selbstheilung«:

»Es ist für die Medizin ein ungewöhnlicher Gedanke, Krankheiten als kreative Leistungen des Ich wie Kunstwerke anzusehen. [. . .] Das Ich des Patienten wird vielmehr als Opfer seines ich-fernen Körperleidens betrachtet und nicht als ein engagierter Mitgestalter dieses Werkes. [. . .] Wenn sich die These, Krankheit sei manchmal ein seelischer Selbstheilungsversuch, als stichhaltig erweist, dann

Aufbau
Mensch und Computer

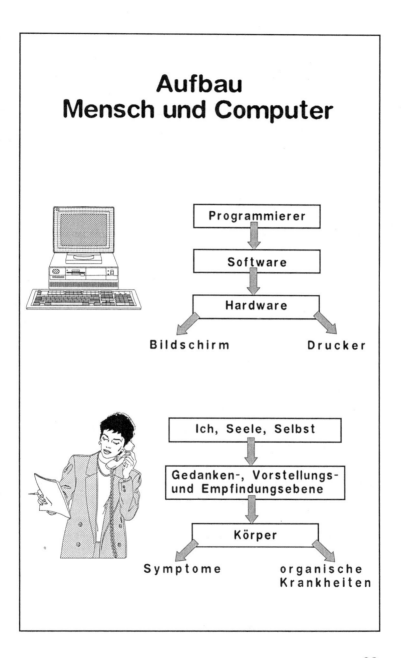

hat dies für die Einstellung von Arzt und Patient zu der Krankheit Konsequenzen.« Wenn Krankheiten durch Veränderungen der Software, das heißt durch Veränderungen im Gedanken-, Vorstellungs- und Empfindungsbereich, infolge bewußter oder unbewußter Einflußnahme des Ich entstehen können, so stellt sich natürlich die Frage, ob dies auch bei Krebs möglich ist.

Energie und Spannung

Alles ist Energie, das wissen wir seit Einsteins berühmter Formel $E = m \cdot C^2$. So ist auch die Materie nur eine besondere Manifestationsform von Energie. Folglich dürfte auch eine organische Erkrankung nur eine besondere Form von Energie darstellen. Wenn dies für das Magengeschwür, das Asthma bronchiale und die Entzündung gilt, so müßte es auch für alle Krebsknoten zutreffen.

Beim Computer wird dies wie folgt aussehen: Der Programmierer gibt seine Ideen mittels Tastatur in den Softwarebereich ein. Von hier aus erfolgt die Umsetzung in die Hardware. Dann erscheint die Software-Programmierung als Zeichen auf dem Bildschirm oder als Ausdruck über den Drucker. Beim Menschen scheint es wie folgt zu sein: Das Ich verfügt über unterschiedliche Ausdrucksmöglichkeiten, zunächst in Form von Gedanken, Vorstellungen und Empfindungen. Dieser Ausdrucksbereich kann umgesetzt werden in Handlungen oder in Worte. Eine zu Form gewordene Handlung ergibt Materielles. Es erscheint verständlich, daß alle diese unterschiedlichen Ausdrucksformen eine physikalische Trägersubstanz haben müssen. Nach dem, was wir von Einstein gelernt haben, ist dies Energie. Wir können daher behaupten, daß die unterschiedlichen Ausdrucksformen (Gedanken, Vorstellungen,

Empfindungen, Handlungen, Worte, Materie) jeweils unterschiedliche Energieformen darstellen, die offensichtlich ineinander umgewandelt werden können. So wie eine Umwandlung der einzelnen, vom Ich ausgehenden Energieformen bis hin zur Materie möglich ist, so müßte auch der umgekehrte Weg möglich sein. Um diesen Bereich besser verständlich zu machen, möchte ich das Beispiel des Telefons anführen. Hierbei produziert der Sprecher Gedanken, die er mittels Worten in Schallwellen umsetzt. In der Sprechmuschel werden diese Schallwellen in elektromagnetische Wellen umgewandelt und über die Telefonleitung bis in den Hörer des Empfängers transportiert. Hier werden die elektronischen Wellen wiederum in Schallwellen umgewandelt, die der Empfänger hört und in seinem Gehirn in irgendeiner Form in Gedanken (vielleicht sogar in Emotionen) umwandelt, die er dann auch versteht. Nehmen wir als weiteres einfaches Beispiel eine Tasse: Diese muß zunächst von einem Ich gedacht worden sein, dann muß die Entscheidung gefällt werden, ein Stück Ton zu formen und zu brennen, und schließlich haben wir eine fertige Tasse (= Materie oder Form gewordene Handlung) vor uns stehen. Wir sehen also die Energie in ihrer unterschiedlichen Erscheinungsform, letzten Endes mit dem gleichen Informationsgehalt: eine Tasse.

Für die Annahme, daß dies beim Menschen tatsächlich so abläuft, gibt es inzwischen zahlreiche physikalische Hinweise (siehe Popp). Bewiesen ist dieses Gedankenmodell bis heute nicht, da es noch keine Apparate gibt, die Gedanken, Vorstellungen oder Empfindungen einschließlich deren Informationsgehalt exakt messen können. Für die praktische Anwendung ist dies nicht unbedingt notwendig. Bei meiner Arbeit habe ich mich an der oben geschilderten Hypothese orientiert, daß der Weg der Energieumwandlung (vom Gedanken bis hin zur materiellen Form) auch in umgekehrter Richtung möglich sein müßte: Wenn ein Mensch unter Beschwerden oder Krankheiten leidet, so müßten dahinter Unordnung, Verwirrung, Unklarheit oder Disharmonie im Gedanken-, Vorstellungs- oder Empfindungsbereich stehen. Sollte sich dies klären lassen, sollte wieder Klarheit und Harmonie im Gedanken- und Empfindungsbereich herrschen, so müßten Symptome und Erkrankung verschwinden. Genau dies gelang bei sämtlichen untersuchten Symptomen bei mehreren hundert Patienten, es gelang auch bei leichteren organischen Erkrankungen, wurde allerdings zunehmend mühsamer und zeitaufwendiger bei schwereren organischen Erkrankungen.

Es konnte nachgewiesen werden, daß körperliche Symptome oder Erkrankungen durch eine Energieansammlung mit bestimmtem Informationsgehalt aufrecht erhalten werden. Wird dieser Informationsgehalt vollständig bewußt gemacht und damit dem Energiebereich »bewußtes Denken« wieder zugänglich, und ist diese Energie über die Sprache ausdrückbar, so verschwindet das Symptom oder die Erkrankung.

Um den Vorgang zu verstehen, wie es zur Symptombildung und Entstehung von Krankheit kommen kann, müssen wir einen weiteren Begriff einführen, den Begriff der Spannung. Dieser Begriff entspricht dem vielzitierten, allseits bekannten Wort Streß. Streß, ein Wort aus dem Englischen, bedeutet in deutscher Sprache einfach Spannung. Wie entsteht Spannung?

Spannung tritt auf, wenn zwei gegensätzliche Kräfte zur Einwirkung kommen. Das einfachste Beispiel ist eine Batterie. Hier haben wir einen Plus- und einen Minuspol, wodurch Spannung entsteht, die als Strom, als Energie fließen kann. Beim Menschen sind die entgegengesetzten Kräfte mindestens zwei gegensätzliche Gedanken zu einem Thema. Werden diese gegensätzlichen Gedanken gleichzeitig aktiv, so entsteht Spannung, und es kommt zu einem »Energiestau«. Um vorschnellem Widerspruch vorzubeugen, habe ich das Wort »Energiestau« in Anführungszeichen gesetzt, obwohl ich mir sicher bin, daß es sich um einen tatsächlichen »Energiestau« handelt, denn aus diesem »Energiestau« heraus können die unterschiedlichsten Handlungen erfolgen, und eine Handlung ist ja ohne Energie nicht möglich. Wir können diese ganzen Zusammenhänge an einem einfachen Beispiel sehen: Ich habe um zwölf Uhr einen wichtigen Termin, und um Viertel vor zwölf springt mein Auto nicht an. Jetzt entstehen sinngemäß folgende gegensätzliche Gedanken zum Thema »wichtiger Termin«: Ich muß um zwölf Uhr da sein! Ich schaffe es wohl nicht! Nun stehe ich unter Spannung, wie sicherlich jeder in einer ähnlichen Situation bereits erlebt hat. Die Auswirkungen sind bei jedem Menschen verschieden. Der eine wird Magenschmerzen bekommen, ein anderer Kopfschmerzen, ein dritter einen Schweißausbruch, ein vierter wird gegen sein Auto treten, ein fünfter wird zu schimpfen beginnen.

Wir sehen, wie Spannung entsteht: zum gleichen Thema mindestens zwei gleichzeitig aktivierte, entgegengesetzte Gedanken. Wir sehen auch, daß Spannung unterschiedlich verarbeitet wird: Der eine macht sich durch Worte Luft, ein anderer durch Handlungen, bei einem dritten projiziert sich die aufgestaute Energie auf den Körper und bildet unterschiedliche Symptome.

Solange uns das Thema und die entgegengesetzten Gedanken bewußt sind, können wir auch eine bewußte Lösung herbeiführen. In unserem Beispiel könnten wir zum Telefon greifen und den Termin absagen oder verschieben. Mit diesen oder ähnlichen Vorgängen sind wir den ganzen Tag konfrontiert. Ständig sind Probleme zu lösen oder Entscheidungen zu treffen. Solange uns Thema und entgegengesetzte Gedanken bewußt sind, wird uns das relativ leichtfallen. Problematisch wird es erst dann, wenn uns ein, zwei oder alle drei Komponenten nicht bewußt sind. Dann staut sich die Energie. Das erste Signal für diesen »Energiestau« kommt aus dem Empfindungsbereich: Unsere Stimmung sinkt, wir haben ein mulmiges Gefühl, sind unruhig, nervös oder unsicher. Erkennen wir nicht, was los ist, so wird der »Energiestau« zunehmen und sich als körperliches Symptom äußern. Dies ist die zweite Signalebene. Die Energie projiziert sich jetzt auf den Körper, und wir erleben, daß es im Magen brennt, in der Nierengegend zieht, aufs Herz drückt oder auf den Magen schlägt. Das steigert sich bis hin zum Schmerz.

Auch wenn uns weiterhin alle oder einzelne Komponenten der Spannungsursache, nämlich Thema und die entgegengesetzten Gedanken zu diesem Thema, weiterhin nicht bewußt werden, so haben wir in dieser Phase doch Selbsthilfemöglichkeiten, um mit der Spannung, der aufgestauten Energie, umzugehen.

Wir haben zunächst die Möglichkeit, die Energie auszudramatisieren, das heißt in Bewegung umzusetzen, zu transformieren. Dies geschieht durch aktive oder passive Bewegung. Wer hat nicht schon den entspannenden Aspekt von körperlicher Bewegung, angefangen vom einfachen Spaziergang bis hin zum schweißtreibenden Sport, erlebt. Auch passive Bewegung, wie zum Beispiel durch eine Massage, bringt deutliche Erleichterung. Das werden viele bestätigen können. Wer sich bei der aktiven oder passiven Bewegung genau beobachtet, wird feststellen können, daß hierbei viele Gedanken in unser Bewußtsein geraten. Dies sind die Gedanken, Empfindungen und Informationen aus dem Komplex der aufgestauten Energie. Dies werden Gedanken sein zu dem aktuellen Problem,

Wechselwirkung zwischen Programm, Spannung und Emotion

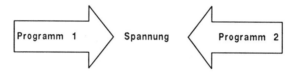

Gegensätzliche, miteinander unverträgliche Programme

= Problem

Jedes Spannungsereignis ist mit einer Emotion verbunden

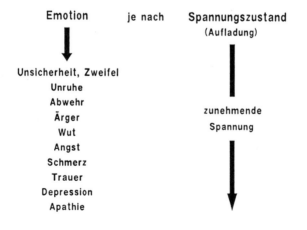

das uns derzeit unter Anspannung versetzt. Wer diesen Mechanismus kennt und den Umgang damit eine Weile trainiert, wird vielleicht sogar das Thema oder die entgegengesetzten Gedanken entdecken können, die uns diese Anspannung beschert haben.

Eine weitere Möglichkeit der Selbsthilfe ist das Sprechen. »Dampf ablassen« nennen wir das oder »sich etwas von der Seele reden«. Wer auch diesen Vorgang nicht nur einfach als Schimpfen, Wutausbruch oder Gejammer ansieht, sondern genau beobachtet, welche Gedanken und Empfindungen jetzt in das Bewußtsein geraten, der wird eventuell auf die oben beschriebene Art und Weise Thema und entgegengesetzten Gedanken auf die Spur kommen können, die die Spannung hervorgerufen haben.

Wem all dies nicht bekannt oder bewußt ist, wer die Möglichkeiten der Selbsthilfe nicht rechtzeitig nutzt, muß eben erfahren, daß sich die aufgestaute Energie auf seinen Körper projiziert und vielfältige Symptome hervorrufen kann. Zu diesem Zeitpunkt wird es immer schwieriger, wegen der enormen Menge an aufgestauter Energie, die eigentlichen Ursachen der Spannung zu erkennen.

Überschreitet die aufgestaute Energie ein bestimmtes Maß, so schaltet der Körper einen organischen Prozeß ein, da er sich nicht mehr anders zu helfen weiß. Dieser Vorgang wird allgemein als Somatisieren bezeichnet. Hier reagiert jedes Organ in typischer und spezifischer Weise. Im Bereich des Magens kann sich ein Magengeschwür bilden, im Bereich der Bronchien ein Asthma bronchiale, im Bereich des Kopfes eine Migräneattacke.

Symptome und Krankheit sind also die Folge nicht erkannter Spannungsquellen, nicht erkannter entgegengesetzter, gleichzeitig aktivierter Gedanken zu einem bestimmten Thema. Entsprechend dem Thema und den Gedanken projiziert sich das Symptom auf unterschiedliche

Körperbereiche und bilden sich die unterschiedlichen Krankheiten. Um diese Aussage besser verstehen zu können, hier ein paar Beispiele: Jemand, der Konflikte »schluckt«, wird möglicherweise Magenbeschwerden bekommen, jemand, der sich oft ärgert, möglicherweise Gallensteine und jemand, der sich einfach nicht entscheiden kann, möglicherweise Schwank-Schwindel. Dies sind Beispiele, um die oben beschriebene Aussage zu verdeutlichen, nicht um daraus medizinische Rückschlüsse zu gewinnen, denn bei Aufdeckung von psychosomatischen Zusammenhängen durch Gespräche muß immer ganz individuell vorgegangen werden.

Programme und Energie

Spannung entsteht, wenn mindestens zwei gegensätzliche, nicht miteinander vereinbare Gedanken, Vorstellungen, Meinungen, Beschlüsse oder ähnliches zu einem bestimmten Thema gleichzeitig aktiv sind. Diese Gedanken, Vorstellungen, Meinungen oder Beschlüsse nenne ich hier Programme.

Ein Programm ist gekennzeichnet durch eine bestimmte Folge von Abläufen, die dazu dienen sollen, ein vorgegebenes Ziel zu erreichen (ich möchte um 16 Uhr ins Kino gehen). Im mentalen Bereich gehören zu einem Programm geistige Begriffe wie Absicht, Vorstellung, Beschluß und Ziel. Ein gedankliches Programm beinhaltet also eine bestimmte Vorstellung, eine Festlegung, somit einen Beschluß, verbunden mit Absicht und Ziel. Nehmen wir das gedankliche Programm »Keiner mag mich«. Hiermit verbindet sich eine bestimmte Vorstellung. Irgendwann einmal mögen wir diesen Gedanken gefaßt haben, hat er sich bei uns festgesetzt als »Erkenntnis« in einer schwierigen Situation. In Bezug auf Absicht und Ziel wird es schon etwas schwieriger. Was mag die Absicht eines Programmes »Keiner mag mich« sein? Vielleicht, daß sich noch mehr Leute um mich kümmern sollen, um mich endlich zu verstehen? Natürlich könnte auch Resignation damit verbunden sein. Ein Programm ist in unserem Gedanken- und Vorstellungsbereich festgelegt, es ist somit ein Bestandteil unserer »Software« geworden, um wieder den Vergleich mit dem Computer aufzunehmen. Da der Gedanken- und Vorstellungsbereich möglicherweise aus elektromagnetischen Wellen besteht, ist ein solches Programm durch ein Energiemuster verankert. Wird ein Programm aktiv, entweder bewußt oder unbewußt, so hat es seine *Ausstrahlung*. Wir können es nicht mit unseren körperlichen Augen sehen, erkennen es jedoch an seinen Wirkungen. Bei einem Programm »Keiner mag mich« werde ich eben diese Wirkung zu spüren bekommen und als Reaktion anderer Menschen erleben.

Ein bewußtes Programm mag mir bewußt dienen, bestimmte Dinge zu erreichen und durchzusetzen. Ein Programm jedoch, das aktiv ausstrahlt, aber mir nicht bewußt ist, entzieht sich meiner Kontrolle. Seine Auswirkungen werde ich dennoch zu spüren bekommen. Dies haben schon viele Leute leidvoll erlebt. Diese Vorgänge sind für viele Menschen nur schwer zu begreifen. Sie weisen immer wieder – und das zu Recht – darauf hin, daß sie diese negativen Ereignisse doch erlebt hätten. Sie mögen es einfach nicht glauben, daß es ihre eigenen Ausstrahlungen waren, die zuvor diese Ereignisse mitbewirkt haben. Noch schlimmer wird es, wenn es aufgrund der vielen negativen Ereignisse (als Auswirkung eines unbewußt ausstrahlenden Programms) zu Gegenreaktionen kommt. Ich möchte das an einem Beispiel verdeutlichen. Ein Programm strahlt aktiv, aber unbewußt aus: »Keiner mag mich«. Genau dies erlebt der Betreffende dann tatsächlich in seinem Leben. Daraufhin beschließt er: »Ich will mit den anderen nichts mehr zu tun haben« oder vielleicht »ich mag so nicht mehr weiterleben«. Die Auswirkung dieser Programmfolge wird bestimmt nicht erfreulich sein.

Dennoch haben wir eine Chance. An den Auswirkungen eines Programms kann ich es erkennen, wenn ich genau beobachte. Wenn ich also bemerke, »keiner mag mich«, so sollte ich einmal hinterfragen, was das eventuell mit mir zu tun haben könnte. Werde ich alleine nicht fündig, kann ich fachmännische Hilfe in Anspruch nehmen, um die bis dahin unbewußten Programme aufzudecken und so ihre Auswirkungen aufzuheben. Denken wir doch einmal daran: Die Welt ist für uns, wie wir sie für uns zuvor gedacht haben, »keiner mag mich«, (egal, ob bewußt oder unbewußt) – und auf dieser Basis können wir unser Leben am leichtesten ändern.

Das einfache Grundmuster »Thema – dazu gleichzeitig mindestens zwei aktive gegensätzliche Programme« kennzeichnet den grundlegenden Mechanismus, der zu einem Fehlverhalten, zu Symptomen und schließlich auch zu organischen Krankheiten führt. Dies scheint plausibel und logisch, wie mir bisher viele Leser bestätigt haben. Auf der anderen Seite kommt jedoch immer wieder der Einwand, daß das Ganze so einfach nicht sein könne. Dieser Einwand ist grundsätzlich richtig, da ich bei meiner Beschreibung nicht auf die Komplexität mancher Zusammenhänge eingegangen bin, um das Ganze besser darstellen zu können. Nicht berücksichtigt habe ich also die Möglichkeit, daß mehrere oder auch viele Programme ineinander verschachtelt sein können und so einen ganzen Programmkomplex bilden. Hier muß jedes einzelne Unterprogramm mit seinen Verzweigungen, Berechnungen und Absichten herausgefunden werden. Das ist manchmal recht zeitauf-

43

wendig und mühevoll, zumal die Programmverschachtelungen einen regelrechten Teufelskreis bilden können.

Ein weiterer Faktor wird bei dem ganzen Geschehen oft völlig unterschätzt, der jedoch eine wichtige Rolle spielt: die Energie. Die für uns unbewußten Programme sind mittels Energie in einem Bereich verankert, den wir die Software nennen können, den geistigen Bereich, den mentalen Bereich oder auch das Unterbewußtsein, je nachdem, wie wir dieses Gebiet definieren.

Ein Programm entsteht dann, wenn ich etwas gedanklich festlege. Ein von mir festgelegter Gedanke gilt für mich für immer! Es sei denn, ich hebe ihn wieder auf. Das wird mir bei bewußt festgelegten Gedanken relativ leicht gelingen, vorausgesetzt, dieser festgelegte Gedanke ist für mich nicht in Vergessenheit geraten, nicht von mir ins Unterbewußtsein verdrängt worden. Dann wird es schon etwas schwieriger, wieder herauszufinden, wie, wann und wo ich diesen Beschluß gefaßt habe.

Immerhin kann ich den Beschluß an seinen Auswirkungen erkennen, wie das kürzlich ein junger Mann erzählt hat. Er war mit etwa neunzehn Jahren von einer jungen Frau zutiefst enttäuscht worden, da sie sich einem anderen Mann zuwandte. In diesem Augenblick schwerer Enttäuschung faßte er den Beschluß: Ich werde nie wieder eine Frau lieben. Die Auswirkungen bekam er erst später zu spüren, da alle weiteren Beziehungen und Freundschaften zum anderen Geschlecht in die Brüche gingen.

Programme, also von uns festgelegte Gedanken und Beschlüsse, haben durch uns selbst Macht und Kraft erhalten. Sie sind mit einem Zweck, einer Absicht und einem Thema verbunden. Wird dieses Thema aktuell, so wird auch der Beschluß aktiviert und beeinflußt alles Weitere, nämlich unser Denken und Handeln. Dies mag bei einer Reihe von automatisierten Vorgängen, zum Beispiel beim Autofahren, von erheblichem Nutzen sein. Ist das Programm aber nur für einen bestimmten Moment und Vorgang geeignet, nicht jedoch bei anderen Zusammenhängen, so werden wir Turbulenzen erleben. Doch auch hier hat das Programm Kraft und Macht, da es durch uns selbst eingesetzt ist. Es wird recht behalten und sich durchsetzen! Denken wir nur an jenen Menschen mit Platzangst, der in einem Fahrstuhl fährt. Sein »Platzangst-Programm« signalisiert beziehungsweise befiehlt ihm sinngemäß: Geh raus hier. Er kann diesem Befehl jedoch nicht gehorchen, da er in dem Fahrstuhl eingeschlossen ist. Deshalb wird sich die durch den Befehl vermittelte Energie auf andere Weise äußern: Schweißausbrüche, Herzklopfen, Zittern. Mit Programmen läßt sich nicht spaßen! Die Symptome sind Folge der mit den Programmen verbundenen Macht und Kraft, die sie von uns selbst erhalten haben.

Noch mächtiger sind Programme, die nicht nur durch festgelegte Gedanken, also Beschlüsse, von uns selbst eingesetzt worden sind, sondern solche Programme, die in Phasen von Überwältigung mit mehr oder weniger starker Kraft in uns verankert werden. Ein einfaches Beispiel ist folgendes: Ein Vater verprügelt seinen Sohn. In diese schockähnliche Situation hinein schreit er den Jungen an: »Du machst aber auch alles falsch.« Dieses Programm ist ab jetzt mit der Kraft der Überwältigung in dem Jungen verankert und eingepflanzt. Ab jetzt wird der Junge in ähnlichen Situationen mehr und mehr »alles falsch machen«. Und er wird sich noch nicht einmal dagegen wehren können, da das Programm sich seinem willentlichen und wissentlichen Gedankenbereich entzieht. Es handelt aus dem Unterbewußtsein heraus und wird nur an seinen Auswirkungen zu erkennen sein. Das ist eine fatale Situation. Sie läßt sich erst dann beheben, wenn der Junge die gleiche Situation in einem gezielten Gespräch wiedererlebt, ein-

schließlich der gesamten mit dieser Situation verbundenen Energie und Überwältigung, die letzten Endes das Programm in ihm energiereich und gewaltsam festhält. Dies
ist nachweisbar.

Programme, die sich in Situationen körperlichen und/oder
seelischen Schocks in uns verankern, sind somit tief ein-
gegraben, ja festgeschweißt in unser Unterbewußtsein,
und werden bei gleichem oder ähnlichem Thema wieder
aktiv, ob wir das nun wollen oder nicht, ja vermutlich sogar noch stärker, wenn wir es nicht wollen. Auf diesen speziellen Mechanismus werde ich später noch genauer eingehen.

Nun ist das Beispiel eines Jungen, der von seinem Vater
verprügelt und häufig angeschrien wurde, noch ver-
gleichsweise harmlos, denn die Skala von Überwältigung
und Gewalteinwirkung ist groß. Sie reicht von leichteren
Verletzungen bis zu schwerster Gewaltanwendung, von
einfacher Überwältigung bis hin zum Psychoterror unter
Drogen- und Hypnoseeinfluß. Oder denken wir nur einmal an das Ausmaß von Überwältigung durch sexuellen
Mißbrauch in der Kindheit! »Die Folgen halten sich erstaunlich lange«, schrieb eine selbst betroffene Patientin
an den Rand des Manuskriptes zu diesem Buch.

Wenn ich in diesem Zusammenhang immer nur von einem Programm spreche, so ist auch das noch eine völlige
Verharmlosung, denn oft kommt es zu einem ganzen Ge-
wirr von Programmen, die sich teilweise widersprechen.
Nehmen wir nur den Schockmoment eines Kindes, das
von seinen Eltern verprügelt wird, wobei der Vater schreit:
»Hau ab!« und die Mutter: »Bleib hier!« Wird ein solches
Programmpaket bei gleicher oder ähnlicher Situation erneut aktiviert, so wird es dieses Kind förmlich schütteln, es
wird sich hin- und hergezerrt fühlen bis hin zu stärksten
körperlichen Beschwerden.

Programme in der hier beschriebenen Form sind durchaus nichts Nettes. Sie verfügen über Macht und Autorität und haben immer recht, da es keine Kontrollinstanz mehr gibt. Sie werden sich durchsetzen, koste es, was es wolle. Das kann bis hin zur völligen körperlichen oder seelischen Zerstörung führen, denken wir nur an Selbstmörder oder Menschen, die sich körperlich ohne jede Einsicht, scheinbar absichtlich, zerstören.

Über wieviel Macht und Gewalt die Programme verfügen, das läßt sich bei den Therapiegesprächen nachweisen. Da kann es passieren, daß es den ganzen Menschen schüttelt oder daß er sonstige schwere körperliche Mißempfindungen wiedererlebt. Nehmen wir das Beispiel einer jungen Frau, die seit mehreren Wochen Schnupfen und Nasennebenhöhlenentzündung hatte: Während sie sich auf den erkrankten körperlichen Bereich konzentrierte, hatte sie plötzlich das Gefühl, schwarz zu sehen. Es war, als ob sie in ein schwarzes, dunkles Loch fiele, das sie magisch anzog. Ihr ganzer Körper fing an, sich zu schütteln. Es kam zu Weinkrämpfen und zum Wiedererleben nicht verarbeiteter, früherer großer Enttäuschungen. Das Programm, das schließlich zum Vorschein kam, lautete: »Ich sehe schwarz.« Und dieses Schwarzsehen bezog sich auf eine neue Beziehung, die Wochen zuvor begonnen hatte und die eigentlich das Leben durch eine rosarote Brille hätte sehen lassen müssen. Doch weit gefehlt. Bei dem Thema »Beziehung« kam das Programm »Ich sehe schwarz« in Aktion, im Unterbewußtsein verbunden mit einer ganzen Kette von mißlungenen Beziehungen. Diese hier angestaute, bisher nicht verarbeitete Energie entlud sich nun in körperlichen und seelischen Mißemotionen. Es dauerte eine ganze Weile, bis all dies bewußt und richtig verarbeitet war. Dann ließen die körperlichen und seelischen Mißempfindungen nach.

Schnupfen und Nasennebenhöhlenentzündung verschwanden innerhalb eines Tages.

Das Aufarbeiten von Programmen hat also auch mit der Aufarbeitung von Energie zu tun, mit jener Energie, die die Programme in unserem Inneren festhalten, ganz gleich, wie wir dieses Innere nennen. Am gebräuchlichsten ist hierfür das Wort Unterbewußtsein. Ohne die Aufarbeitung dieser Energien werden sich die Programme und ihre Auswirkungen nicht ändern. Die hauptsächlichen Energien sind in den Emotionen enthalten, also in Wut, Trauer, Schmerz und so weiter. Wenn diese Emotionen nicht erneut durchlebt werden, dann nützt unser Gespräch nichts, denn dann haben wir nur »darüber« gesprochen. Das führt *nicht* zur Auflösung, ja meist nicht einmal zum Erkennen der Programme.

Wir nennen die Auswirkung der Programme auch freundlicherweise Gewohnheiten, die »ja so schwer zu ändern« sind. Wie oft haben wir es schon erlebt, daß jemand eingefahrene Gewohnheiten ändern wollte und dabei gescheitert ist. Wenn es uns nicht gelingt, die Energie und Emotion, mit der die Programme in unserem Unterbewußtsein verankert sind, wieder unserem Bewußtsein zugänglich zu machen, also zu transformieren, dann ändert sich nichts und auch nicht unsere Gewohnheiten. Mit diesem Wissen können wir den Mechanismus jetzt verstehen.

Die hier beschriebenen Programme haben also folgende Charakteristika:

1. Es sind festgelegte Gedanken, Beschlüsse oder Entschlüsse. Durch diese Festlegung haben sie von uns selbst Macht und Kraft erhalten.

2. Neben den durch uns selbst festgelegten Programmen gibt es die Programme, die durch andere Menschen in uns verankert wurden, bewußt oder unbewußt.

3. Unangenehm bis gefährlich werden Programme, wenn sie sich unserem Bewußtsein entziehen. Dies kann ganz einfach dadurch geschehen, daß sie in Vergessenheit geraten oder von uns verdrängt werden und somit unter unserer Bewußtseinsschwelle liegen. Dies kann auch dadurch geschehen, daß die Programme sich in Augenblicken von körperlichem und/oder seelischem Schock in uns verankern, sei es als eigene Gedanken, sei es als übernommene Gedanken anderer.

4. Programme sind mittels Energie in unserem Inneren verankert. Dies kann leichterer Natur sein bis hin zu schwerster Gewalt. Denken wir nur einmal an einen Soldaten, dessen Hubschrauber abgeschossen wird, der selbst von Granaten getroffen wird und wochenlang ohnmächtig ist. Wir beginnen zu erahnen, mit welcher Gewalt, Kraft und Energie sich in solchen Augenblicken Programme in uns verankern können.

5. Programme können – selbst wenn sie uns nicht bewußt sind – an ihren Auswirkungen erkannt werden: im Gedankenbereich, im Bereich der Empfindungen, an unserem Verhalten, an körperlichen Beschwerden oder an körperlichen Erkrankungen. In einem dieser Bereiche kann dann auch der rote Faden aufgenommen werden, an dem ein Programm oder ein Programmkomplex mit den dazugehörenden Geschehnissen in einem gezielten Gespräch aufgerollt werden kann.

6. Ein Programm kann erst dann vollständig erkannt werden, wenn das Was, Wann, Wo und Wie dem Bewußtsein des Betreffenden wieder vollständig zugänglich gemacht worden sind. Hierzu gehört auch, daß die ganze Energie und Emotion, die ein Programm in unserem Inneren festhält, wieder aufgelöst wird.

7. Habe ich das Programm insgesamt erkannt, so stellt sich die Frage nach dem Warum. Mit dieser Frage kom-

me ich zu der ursprünglichen Berechnung und Absicht, die hinter einem Programm liegen, mit denen also dieses Programm aufgestellt wurde. Eine der wichtigsten Fragen ist hierbei die Frage nach dem tatsächlichen oder vermeintlichen Vorteil. Diese Frage stellt sich natürlich nur bei Programmen, die ich selbst – bewußt oder unbewußt – herbeigeführt, also festgelegt habe. Fremde Programme lösen sich dann auf, wenn ich den Urheber des Programms identifiziere, in diesem Fall die Urheberschaft außerhalb meiner selbst erkennen kann.

Ich habe die Entstehung und Wirkungsweise der Programme so ausführlich geschildert, da viele Menschen sich über die Auswirkungen nicht vollständig im klaren sind. Es hört sich eben zu leicht und einfach an, wenn wir lesen, daß ein Programm verantwortlich ist für eine Schwierigkeit im Leben eines Menschen. Es genügt nicht zu sagen, dieses oder jenes mache ich ab jetzt anders oder gar nicht mehr. Wenn dieser Bereich durch ein Programm beeinflußt wird, so werden wir auf erhebliche Schwierigkeiten stoßen und sehr leicht dann resignieren, wenn wir nicht den gesamten Mechanismus kennen.

Vom Entstehen der Programme

Ein Programm ist an sich nichts Negatives. Es wird vom Ich eingesetzt, um eine bestimmte Funktion zu erfüllen. Nehmen wir als einfache Beispiele das Autofahren, das Zähneputzen, das Frühstücken oder im körperlichen Bereich die Funktion der Organe, die sozusagen »auf Automatik« gesetzt sind und nicht unserem direkten Willen unterliegen. Diese Programme erfüllen ihre Funktion, ohne daß wir uns anstrengen müßten. Wir wären auch völlig über-

50

fordert, wenn wir jede einzelne Körperfunktion bewußt und willentlich herbeiführen und steuern müßten.

Programme sind festgelegte Gedanken und Vorstellungen, es sind Beschlüsse, Entschlüsse und Entscheidungen. Wir selbst haben es so festgelegt. Da Programme ihre Ausstrahlung haben, sind sie vergleichbar mit Kanälen, die das Ich geöffnet hat, es sind Kommunikationskanäle. Da Programme auch Energiegebilde sind, vermutlich elektromagnetischer Natur, können wir sie durchaus mit einem Radiosender vergleichen. Wir senden auf einer bestimmten Frequenz ein bestimmtes Programm. Auf diesem Kommunikationskanal bin ich nun auch für Gleiches oder Ähnliches empfänglich. Nehmen wir an, das Programm lautet: »Ich belüge andere Menschen.« Dieser Kanal ist nun geöffnet. Ab jetzt muß ich befürchten, daß ich selbst belogen werde oder daß ich mich selbst belüge, und ich werde sensibler dafür, wenn ein anderer einen anderen belügt. Das Eröffnen eines Kommunikationskanals hat also nicht nur das Senden zur Folge, entsprechend einem Radiosender auf einer bestimmten Frequenz. Es kann vielmehr die gleiche Kommunikation, die von mir ausgeht, auch zu mir zurückkommen und mich selbst treffen. Verbunden damit kann auch die gleiche Energie, die ich aussende, auf mich zurückschlagen. Das ist die physikalische Erklärung für das Gesetz von Ursache und Wirkung, von Senden und Empfangen, von Saat und Ernte. Das ist auch das, was sich hinter dem Wort Karma-Gesetz verbirgt.

Damit ein Programm im Rahmen eines vorgegebenen Systems, zum Beispiel bei den körperlichen Vorgängen im Menschen, keine negativen Auswirkungen hat, muß es eine bestimmte Funktion erfüllen: Es muß dem Ganzen dienen. Dies gilt für alle Programme. Sollte ein Programm diesem Maßstab nicht gerecht werden, so wird es über kurz oder lang Unheil stiften. Das ist für den Bereich des menschlichen Körpers gut verständlich, das ist auch für das Zusammenleben der Menschen, das Leben in und mit der Natur und für den ganzen Kosmos gleichermaßen von Bedeutung.

Grundsätzlich beginnt also ein »falsches« Programm damit, daß ich entweder mir selbst oder anderen gegenüber etwas verursache, was nicht dem Ganzen dient. Noch ein weiterer Faktor kommt am Beginn einer jeden Programmbildung hinzu. Nehmen wir als Beispiel »Ich mag mich nicht«. Wenn ich mich selbst nicht mag, dann besteht die Möglichkeit, daß ich auch andere nicht mag und zu dem Gedanken komme, daß auch andere mich nicht mögen. Wir haben einfach den Kanal für »nicht mögen« eröffnet. Hierbei sehen wir, daß wir unterschiedliche Kommunikationsrichtungen, unterschiedliche Richtungen von Energieaustausch haben: Kommunikation und Energieaussendung zu mir selbst (ich mag mich nicht), zu einem anderen (ich mag den anderen nicht) und vom anderen zu mir (der andere mag mich nicht). Der Gedanke, daß ein anderer mich nicht mag, kann mich also grundsätzlich nur dann empfindlich treffen, wenn ich in bezug auf mich selbst oder einen anderen Menschen den Kanal »nicht mögen« eröffnet habe. Am Beginn aller Programmbildung steht also meine eigene aktive Rolle, indem ich das Programm entweder nach außen gegen andere richte oder gegen mich selbst. Das bekannteste Beispiel für die letztere Form ist das Programm »Ich ärgere mich«: Wer ärgert hier wen?

Fast alle Leute, die in die Praxis zu mir kommen, berichten darüber, was andere ihnen angetan haben. Mit einigem Geschick kann man sehr rasch herausfinden, über welches Programm beziehungsweise über welchen Kommunikationskanal sich dieser Vorgang abspielt. Da finden wir Programme wie »Alle sind gegen mich«, »Meine Mutter wollte mich nicht haben«, »Ich wurde oft allein gelassen« und so weiter.

Dies sind Programme, über die der Betreffende bereits viel Leid erfahren hat, Programme, die oft bis weit in die Kindheit zurückreichen. Darüber, was andere dem Betreffenden angetan haben, gibt es sehr, sehr viel zu erzählen und zu beklagen. Doch das ist nicht das Ende der Geschichte und auch nicht der Anfang des Übels, denn es gilt, die aktive Rolle des Beteiligten bei der Programm-Bildung herauszufinden. Lassen Sie mich ein Beispiel erzählen.

In einer für ihn wichtigen Gruppe fühlte sich der Patient durch eine Bemerkung eines anderen angegriffen. Er hatte das Gefühl, daß er ausgeschlossen werden sollte. Dieses Gefühl bestand nicht das erste Mal in seinem Leben, und es gab viele Ereignisse bis zurück in die Kindheit, wo dieses Gefühl aufgetreten war. Nun wissen wir, daß das nicht der Ursprung eines solchen Programmes ist, des Programmes »ausgeschlossen«, denn wir suchen noch die aktive Beteiligung des Patienten bei der Programm-Bildung. Nachdem wir alle Ereignisse besprochen hatten, bei denen der Patient sich ausgeschlossen gefühlt hatte, drehten wir einmal die Kommunikationsrichtung um. Ich fragte nach Ereignissen, wo er jemand anderen ausgeschlossen hatte. Hier wurden wir nicht fündig. Dann fragte ich, wo und wie er sich selbst ausgeschlossen hatte. Und jetzt kamen wir der eigentlichen Ursache auf den Grund: Durch Fehlverhalten in der Gruppe hatte der Betreffende sich selbst ausgeschlossen. Wenn er dann kritisiert wurde, war er nicht bereit, sein Fehlverhalten einzugestehen und zu ändern. Um weiter recht zu haben, setzte er ein Programm ein: »Ich soll hier ausgeschlossen werden«. Damit setzte er sich selbst ins Recht und die anderen ins Unrecht, damit konnte er mit dem Finger auf die anderen zeigen, während er selbst seine Hände in Unschuld wusch. Dieses Programm diente also nicht dem Ganzen, sondern nur dem Betreffenden selbst, um seine Position in jedem Fall aufrechtzuerhalten. Nachdem diese Zusammenhänge erkannt waren, verschwand die Aggression den anderen gegenüber. Der Betreffende konnte sein Verhalten in der Gruppe korrigieren.

Wenn ich mich also mit dem Thema Programme befasse, so muß ich sie genau dahingehend untersuchen, wie sie entstanden sind. Beim Entstehen der Programme spiele ich selbst eine wichtige Rolle sowie die Absicht und die Berechnung, die hinter dem Programm stecken. Bei einem »falschen« Programm wird dieses nicht dem Ganzen dienen, sondern ich-bezogen sein. Es dient dann nur mir selbst. Solche »falschen« Absichten können sein: Selbstschutz, Rechthaberei, Macht ausüben, Aufmerksamkeit bekommen, Mitleid erregen, kurzum, einen Vorteil für sich selbst gewinnen. Wir haben als wichtige Faktoren beim Thema Programme die Absicht und die Kommunikationsrichtungen, die es aufzudecken gilt. Des weiteren müssen wir uns über den Urheber eines Programmes klar werden: Haben wir das Programm selbst erschaffen, haben wir es von einem anderen übernommen, oder ist es ohne unser bewußtes Zutun in uns hineingelangt und nur scheinbar unser eigenes Programm? Die Urheberschaft eines Programms muß daher genauestens festgestellt werden. Auf diese Art und Weise finden wir nicht selten in der frühesten Kindheit oder schon bei der Geburt eine Vielzahl von Programmen, die von den Eltern, hier in erster Linie von der Mutter, übernommen worden sind. Ich erinnere mich an die soeben beendete Behandlung eines Freundes, der sich ständig darüber beklagte, daß er sich von den anderen nicht angenommen fühle. Dieses Programm hatte seinen scheinbaren Ursprung darin, daß er sich selbst nicht annahm, jedoch seinen wirklichen Ursprung darin, daß er empfindungsmäßig das Programm der Mutter zu einem sehr frühen Zeitpunkt seines Lebens übernommen hatte. Diese Mutter konnte sich selbst nicht annehmen. Nachdem wir diese Zusammenhänge aufgedeckt und die Urheberschaft eindeutig klargestellt hatten, verschwand das Programm und die Empfindung »ich werde nicht angenommen« vollständig. Und das bei einem Menschen von mehr als vierzig Jahren. Es war eine wahre Befreiung für ihn.

Rüstzeug

Wir haben jetzt das wesentliche Rüstzeug gesammelt, um das Konzept der Entstehung einer organischen Krankheit zu begreifen. Im Zentrum beziehungsweise am Beginn stehen zwei gegensätzliche, festgelegte Gedanken, die wir auch Programme nennen können. Ein Beispiel: »Ich muß weitermachen, aber es geht nicht mehr.« Wenn ich an beiden Programmen festhalte, so wird Spannung entstehen, innere Aufladung, aufgestaute Energie, die in dem Maße zunimmt, wie zu diesem bestimmten Thema die Gedanken »Ich muß die Arbeit weitermachen, aber es geht nicht mehr« aktiv werden.

Solange mir Thema und gegensätzliche Gedanken bewußt sind, kann ich eine bewußte Lösung anstreben. Ist mir mindestens eines der drei Bestandteile nicht bewußt, so nimmt die innere Aufladung zu. Die erste Ebene, auf der ich das zu spüren bekomme, ist die Ebene der Empfindungen: Ich werde nervös, unruhig, stehe unter Anspannung. Kommen weitere Ereignisse hinzu, spüre ich die innere Anspannung auf der körperlichen Ebene. Die aufgestaute Energie wird sich auf eine bestimmte Körperregion oder einen Organbereich projizieren. Dann habe ich Magenschmerzen, Druck in der Herzgegend, Ziehen im Nierenbereich.

Nimmt die Anspannung weiter zu, wird der Körper sich schließlich nur durch Einschalten eines organischen Programmes zu helfen wissen. Wie kann das geschehen? In meinem ersten Buch habe ich bereits darüber geschrieben, wie dieser Vorgang auch nach dem heutigen naturwissenschaftlichen Verständnis denkbar ist: »Stimmt meine Vorstellung, daß Gedanken und Vorstellungen Energiekomplexe sind, die aus elektromagnetischer Energie unterschiedlicher Frequenz bestehen, ist es möglich, daß ich über die Sprache diese Energiekomplexe anregen kann, trifft es zu, daß elektromagnetische Energie die DNS verändern kann – dann halte ich es für sicher, daß über Gedanken, Vorstellungen und die Sprache Veränderungen des genetischen Materials möglich sind. Dann werden auch Krankheiten mit genetischen Veränderungen gezielt über eine Gesprächstherapie behandelt werden können. Dazu müßten wir allerdings den Aufbau des mentalen Bereichs mit seinen einzelnen Auswirkungen auf den körperlichen Bereich erforschen und kennenlernen.«
Bei dieser Form der »Gen-Manipulation« würde es sich nicht um eine künstliche, naturwidrige Manipulation handeln, sondern um eine Veränderung im Gen-Bereich durch Selbsterkenntnis! Zum besseren Verständnis möchte ich noch einmal wiederholen, wie Veränderungen im genetischen Bereich durch Anregung von Gedanken und Vorstellungen möglich sein könnten: Die einzelnen Gene beinhalten Informationen, die sich auch als Gedanken, Vorstellungen oder sprachliche Äquivalente ausdrücken ließen. Wird ein aus Gedanken und Empfindungen bestehender Energiekomplex über die Sprache angeregt, so könnte nach dem Resonanzprinzip derjenige Energiekomplex mit gleichem oder ähnlichem Informationsgehalt angeregt werden, der ein oder mehrere entsprechende Gene steuert. Auf diese Weise würde ein körperlicher Prozeß,

auch im Sinne einer organischen Erkrankung, angeregt und die aufgestaute Energie verarbeitet. Es handelt sich dann lediglich um eine Transformation der aufgestauten Energie in eine andere Energieform (hier in eine materielle) bei unverändertem Informationsgehalt.

Ich möchte dies am Beispiel des Fiebers deutlicher machen:

Nach meinen Untersuchungen geht dem Fieber oft eine Phase voraus, in der der Mensch sich beengt, eingeengt, unter starken Druck gesetzt fühlt. Der Betreffende hat das Gefühl, daß sein Raum, sein Lebensraum, erheblich eingeengt ist. Als Lösung bietet sich der Gedanke von Weite an. Jetzt haben wir einen Spannungszustand: einerseits Enge, andererseits der Wunsch und Wille nach Weite. Hier staut sich die Energie. Durch den starken Wunsch nach Weite wird im genetischen Bereich die Energie angeregt, die als Informationsgehalt Weite beinhaltet. Durch den abrupten körperlichen Befehl zur Weite kommt es zur Ausdehnung und durch den Überdruck zur Wärme. Diese Wärme, also das Fieber des Körpers, entspricht dem Informationsgehalt von »Weite«. Empfindungsmäßig bekommt der fiebernde Patient den Eindruck, daß jetzt alles »weit weg« ist. Dieses Gefühl kennt sicherlich jeder, wenn er an seine letzte Attacke von hohem Fieber denkt: Alles ist wie weit weg, die Stimmen kommen wie aus weiter Ferne. Der Patient hat sich also – unbewußt – Raum verschafft. Für die Anspannungssituation, unter der er stand, bedeutet das Fieber Ruhe. Somit ist der gefühlsmäßige Zustand der Enge aufgehoben, der Körper hat sich durch die Überwärmung Raum geschaffen und dem Patienten Zeit zur Erholung. Inwieweit sich dieses Vorstellungsmodell auch auf Infektionskrankheiten übertragen läßt, vermag ich derzeit nicht zu beurteilen.

Wir können an diesem Beispiel sehen, wie durch eine

überstarke innere Aufladung die aufgestaute Energie umgewandelt, transformiert wird in körperliche Energie bei gleichbleibendem Informationsgehalt. Diesen gleichbleibenden Informationsgehalt können wir erkennen, wenn wir die Sprache der Gedanken, der Empfindungen und des Körpers zu entschlüsseln verstehen. In diesem Fall haben wir als gleichbleibende Information: Wunsch nach Weite – Überwärmung (Fieber) – Ruhe für den Patienten. Auf diese Weise erfüllt das körperliche Fieber seinen Zweck, nämlich den vom Patienten nicht bewußt erkannten und rechtzeitig verarbeiteten »Energiestau« zu »entschärfen«. Nach der Phase des Fiebers wird der Patient dann wieder entspannt und gesund sein.

An diesem Vorgang merken wir auch, daß ein künstlicher Eingriff in diesen Vorgang durch Medikamente wenig sinnvoll wäre.

Damit aufgestaute Energie sich auswirkt bis hin zu körperlich-organischen Veränderungen, sind also folgende Voraussetzungen notwendig:

1. Zu einem Thema gibt es mindestens zwei entgegengesetzte Programme. Wird das Thema angesprochen, geraten die entgegengesetzten Programme in Resonanz; hierdurch entsteht Spannung, staut sich Energie, wie wir es bei dem oben erwähnten Beispiel »Ich muß meine Arbeit weitermachen, aber ich kann nicht mehr« erkennen können.

2. Mindestens eins der drei Bestandteile (das Thema, zwei gegensätzliche Programme) ist uns nicht bewußt. Deshalb können wir auch keine bewußte Lösung anstreben, und die Anspannung dauert an, wenn das Thema weiterhin angeregt wird.

3. Da uns die eigentliche Ursache der inneren Anspannung nicht bewußt ist, können wir auch nicht darüber sprechen. Hierdurch entfällt die Möglichkeit, die auf-

gestaute Energie durch Sprechen zu mindern, also »Dampf abzulassen«.

4. Da es sich um zwei gegensätzliche Programme handelt, haben wir auch nicht die Möglichkeit, die aufgestaute Energie erfolgreich auszudramatisieren, also in Bewegungsenergie umzusetzen. Denn gleichzeitig »Ich muß es tun« und »Ich kann es nicht mehr tun« können wir nicht ausführen. Je mehr wir versuchen, eine Seite auszudramatisieren, um so mächtiger wird der Gegenpol. Je mehr wir tun, um so mächtiger wird das Gegenprogramm »Ich kann nichts mehr tun«. Damit nimmt die aufgestaute Energie immer weiter zu.

5. Ist ein bestimmtes Energieniveau erreicht, schaltet der Körper ein organisches Programm ein. Hierbei erfolgt eine Transformation der aufgestauten Energie in körperliche Prozesse bei gleichbleibendem Informationsgehalt. Wir verstehen an dieser Stelle auch, warum der Volksmund sagt: »Diese Krankheit will mir etwas sagen.« Wenn wir die Sprache des Körpers wirklich verstehen, so teilt uns die Krankheit ganz genau den Informationsgehalt der aufgestauten Energie mit. Dies habe ich am Beispiel des Fiebers erläutert.

Die Grundstruktur von sich gegenüberstehenden, unvereinbaren Programmen kann auch noch auf eine andere Weise entstehen. Nehmen wir nur das Programm »Ich muß zuviel tun«. Dieses Programm enthält bereits den Gegensatz in sich, denn ich werde immer mehr tun müssen (zwanghaft) und dennoch stets das Gefühl haben, daß es nicht genug ist. Das kann soweit gehen, bis ich an die Grenzen meiner körperlichen Belastbarkeit gekommen bin. Dann »fliegen die Sicherungen raus« (im mentalen Bereich), dann bin ich völlig überlastet, dann streikt mein Körper. Bei einem Computer würde man sagen, er hat sich festgefahren. Beim Menschen könnte die Auswirkung ein Hexenschuß sein. Dann kann der Mensch sich nicht mehr rühren, dann geht gar nichts mehr, sogar dann, wenn keine organische Erkrankung vorliegt.

Wir stoßen hier auf eine bestimmte Art von Programmen, die das Scheitern in sich tragen. Diese Programme enthalten entweder das Wörtchen »zuviel« oder Verallgemeinerungen wie »immer«, »alles« und so weiter. Oder haben Sie schon einmal versucht, »immer alles besser« zu machen?

Ein weiterer Programmtyp, der die innere Anspannung in sich trägt, ist der, der ein *Nicht*-Wollen beinhaltet. Viele Leute glauben, etwas ändern zu können, indem sie dies nur nicht mehr wollen. Das ist ein großer Irrtum. Wenn ich etwas nicht mehr will, so wird genau dies noch kräftiger und mächtiger. Diesen Aspekt mußte schon im Alten Testament Hiob leidvoll erkennen, wenn er sagte: »Was ich am meisten gefürchtet habe (am meisten nicht gewollt habe), das ist über mich gekommen.« Warum? Nehmen wir die Aufforderung: Denken Sie einmal nicht an den Mond! Was wird geschehen? Nun, Sie werden zunächst an den Mond denken und anschließend versuchen, das nicht zu tun. Der Grund: Wir können uns gedanklich nur ein »Etwas« vorstellen, also etwas Positives (das ist nicht moralisch gemeint), jedoch nicht ein »Nichts«, also etwas Negatives. Bei der Aufforderung »Denken Sie mal bitte nicht an den Mond« werden wir uns zunächst gedanklich den Mond vorstellen und dann versuchen, diese Vorstellung beiseite zu schieben, nicht zu wollen. Je mehr ich also etwas nicht will, um so stärker wird zuvor das positive Gegenstück entstehen müssen. Je mehr ich versuche, etwas zu verdrängen, um so mehr Kraft werde ich ihm zudenken. Ganz gleich, ob mir dieser Vorgang nun bewußt oder nicht bewußt ist, der Gedanke, die Vorstellung oder das Programm wird um so mächtiger, je mehr ich es nicht will.

Folgendes Beispiel haben viele schon leidvoll erlebt: Ein starker Raucher beschließt, daß er nun nicht mehr rauchen will. Was wird er erleben? Er wird nur um so mehr rauchen und dieses nicht wollen. Dieses Spiel wird sich so lange fortsetzen, bis dem Raucher der ursprüngliche Beschluß zum Rauchen bewußt geworden ist. Dann kann er das Rauchen aufgeben, wenn er es will.

Kommen wir jetzt zu einem komplexeren Beispiel aus der täglichen Praxis:

Eine Frau ist seit etwa zwanzig Jahren verheiratet. Im Laufe der Zeit bemerkt sie, daß sie mit ihrem Mann nicht reden kann (Programm: Ich kann mit meinem Mann nicht sprechen). Das Ergebnis ist, daß sie tatsächlich immer weniger mit ihrem Mann verbal kommunizieren kann. Sie faßt darauf den Beschluß: Ich gehe weg. Zunächst versucht sie, diesen Beschluß bei formal weiter bestehender Ehe durchzuführen. Sie nimmt sich einen Liebhaber. Mit diesem wird sie von ihrem Mann erwischt, der sie jetzt vor eine Entscheidung stellt. In dieser schockähnlichen Situation unterwirft sie sich dem Willen ihres Mannes und geht gehorsam wieder mit nach Hause zurück (Programm: Ich bleibe da). Jetzt haben wir zum Thema Ehegemeinschaft zwei entgegengesetzte Programme: Ich gehe weg – ich bleibe da, beziehungsweise: Ich muß dableiben. Ab jetzt gerät die Frau unter eine ungeheure Spannung. Die Möglichkeit der Entlastung durch Sprechen, durch verbales Kommunizieren, war bereits früher durch das entsprechende Programm blockiert. Diese Frau ist in einem scheinbar unauflöslichen Spannungsfeld gefangen, in einem Spannungsfeld, das sie selbst durch ihre Beschlüsse herbeigeführt hat. Leider sind ihr der Mechanismus und die Folgen solcher Beschlüsse nicht bekannt, das Entstehen der inneren Spannung für sie also nicht bewußt wahrnehmbar. Damit kann sie keine Lösung herbeiführen. Die Spannung nimmt zu, bis diese Frau erkrankt.

Bei einer anderen Frau finden wir das Programm »Ich muß Dinge tun, die ich nicht will«. Sobald sie im beruflichen oder privaten Bereich das Gefühl hat, Dinge tun zu müssen (Zwang), wird das Gegenprogramm mit aktiv, das lautet: »Das will ich nicht«. So entsteht zunehmende Spannung, die sich schließlich in einer körperlichen Erkrankung niederschlägt.

Sind uns diese Mechanismen bekannt, so können wir durch eine gezielte Gesprächstherapie den Faden aufnehmen, die Dinge aufrollen und bis auf ihren Ursprung zurückführen, nämlich bis hin zu Thema und entgegengesetzten Programmen. Werden den Patienten die Zusammenhänge exakt bewußt, so verschwindet die aufgestaute Energie, die Spannung läßt nach und die körperliche Erkrankung verschwindet, wie das auch in den oben erwähnten Beispielen geschah. Da unter dieser Therapie das Thema und die entgegengesetzten Programme bewußt werden, entfällt ab jetzt auch die Möglichkeit, daß sich hierdurch erneut innere Spannung bildet.

3
Paradigma-Wechsel

Im ersten Abschnitt dieses Buches habe ich eine Bestandsaufnahme gemacht zum Thema Krebs aus medizinischer
Sicht: Aus irgendeinem Grund, der auf der genetischen
Ebene anzusiedeln ist und möglicherweise durch äußere
Einflüsse (chemisch-toxisch, Strahlung, Viren) ausgelöst
wurde, beginnt eine bis dahin normale Zelle sich unkontrolliert zu teilen. Sie wächst und teilt sich, produziert
eventuell Absiedlungen in anderen Organen (Metastasen),
bis schließlich die körperlichen Funktionen zusammen-
brechen und der Mensch stirbt. Dieser Vorgang wurde bisher, einmal ausgelöst, als unumkehrbar dargestellt – eine
Sichtweise, die in nicht geringem Umfang zum Schrecken
dieser Krankheit beiträgt.
Bei dieser ersten Bestandsaufnahme ergab sich zunächst
kein Ansatzpunkt, um die eigentliche Ursache dieser Erkrankung zu finden und damit auch beheben zu können.
Im zweiten Abschnitt brachte ich eine geänderte Sichtweise, da der Mensch eben mehr als sein Körper ist. Wir
haben erfahren, daß die genetische Ebene nicht die höchste Steuerungsebene sein kann, sondern vielmehr auf der
Ebene des Ich, des Selbst oder der Seele zu suchen ist. Die
Vermittler beziehungsweise Zwischenstationen zwischen
dem Ich und den Genen (stellvertretend hier für alle kör-

63

perlichen Vorgänge genannt) sind die Gedanken, Vorstellungen und Empfindungen und nicht zu vergessen die Energie, mit deren Hilfe die Transformationen ausgeführt werden.

Ein Musterbeispiel – hier für Vorstellungsmodelle zum Entstehen einer Krankheit – nennt man ein Paradigma. Da sich unsere Sichtweise der Krebserkrankung im folgenden nach und nach ändern wird, spreche ich hier von einem Paradigma-Wechsel.

Die Erkenntnisse des Lawrence LeShan

Bei meinen weiteren Untersuchungen hielt ich Ausschau nach allem, was Krebspatienten unter Spannung versetzt. Erschwert wurde die Suche durch die Tatsache, daß eine Krebserkrankung bereits Wochen, Monate oder Jahre bestehen kann, bis sie für den Mediziner meßbar oder sichtbar wird. In dieser Zeit fiel mir ein Buch des Amerikaners Lawrence LeShan mit dem Titel »Psychotherapie des Krebses« in die Hand. Dieser Autor schrieb: »Nach zwei Jahrzehnten der Arbeit mit Krebspatienten glaube ich nun, einige Antworten geben zu können auf die Frage, warum einige Menschen Krebs bekommen und andere nicht, sowie neue Einblicke zu vermitteln, was jene Faktoren betrifft, die es manchem Krebskranken ermöglichen, erfolgreich um sein Leben zu kämpfen, während andere ihrer Krankheit schnell erliegen. Ich bin Psychotherapeut und nicht medizinischer Forscher. Ich glaube, daß das Vorhandensein von Krebs gewöhnlich Anzeichen dafür ist, daß etwas im Leben des Patienten verkehrt gelaufen ist. Fast alle Patienten waren im Endstadium. In fast allen Fällen war ihre Lebenserwartung gering. Eine Anzahl meiner Patienten ist noch heute am Leben, viele Jahre, nachdem ihre

Krankheit als medizinisch hoffnungslos diagnostiziert wurde.«

Bei der Suche nach den Zusammenhängen begann LeShan, umfangreiches Material über die Lebensgeschichte, die Persönlichkeitsstruktur und die Emotionalität von Patienten mit bösartigen Erkrankungen zu sammeln. Hierbei hatte es den Anschein, als gäbe es gewisse Persönlichkeitsfaktoren, die häufig auftauchten. Der stärkste Hinweis betraf den Verlust der »raison d'être«, wörtlich übersetzt: der Grund zu leben, zu sein, also der Verlust des Gefühls, daß das Leben noch einen Sinn habe. Vor dieser Zeit hatten die Patienten eine Beziehung zu einer Person oder einer Gruppe gehabt, die für sie eine große und tiefe Bedeutung besaß. Für solche Menschen schien der Verlust einer so zentralen Beziehung katastrophal zu sein. Die Umstände des Verlustes waren ganz unterschiedlich. Es gab große Anstrengungen, eine Ersatzbefriedigung zu finden, aber diese Anstrengungen waren mißglückt. Die Patienten blieben tief einsam, auch wenn sie von Freunden und Verwandten umgeben waren. Es gab für sie keinerlei stabile Bezugspunkte im gesamten Universum. Es gab keine tiefe, feste gefühlsmäßige Beziehung zwischen dem Selbst und dem, was außerhalb des Selbst wahrgenommen wurde.

Dieses gefühlsmäßige Erleben von Verzweiflung (bei 60 von 71 Krebspatienten im Vergleich zu 3 von 88 Patienten einer Kontrollgruppe gesunder Personen) war eng verknüpft mit drei sekundären Komponenten:

1. Nackte Hoffnungslosigkeit im Hinblick auf die Möglichkeit, irgendeinen Sinn, irgendeinen Reiz oder Wert im Leben zu entdecken. Die Verzweiflung geht mit einem Gefühl der Einsamkeit einher, das es nicht nur unmöglich macht, den Graben liebend zu überbrücken, sondern die Möglichkeit, einen befriedigenden Kon-

takt mit den anderen herzustellen – und sei es auch durch Wut, Groll oder Eifersucht –, völlig ausschließt. Der verzweifelte Patient ist ganz allein (!). Er verzweifelt nicht über »etwas«, wie das depressive Patienten gewöhnlich tun, er verzweifelt am »Nichts«. Beispiel: »Es ist so, daß ich nichts getan habe und niemand gewesen bin.«

2. Es fehlt der Glaube an die Möglichkeit einer Entwicklung oder Änderung. Der Patient glaubt nicht, er könne durch Handlungen sein Problem lösen. Darum muß er, um seiner Verzweiflung zu entgehen, das eigene Selbst aufgeben – das Selbst, an dem er verzweifelt. Aber gerade dies – das eigene Selbst aufgegeben zu haben – kann wiederum ein Grund der Verzweiflung sein: Ein solcher Mensch ist nicht mehr er selbst. Dies ist eine Vorstellung, die Krebspatienten immer wieder vorbringen. Sie erleben, daß sie entweder sie selbst sein können – und damit allein und ungeliebt – oder aber sich selbst aufgeben müssen, um ein anderer zu sein und als solcher geliebt zu werden. Diese beiden Wege erscheinen ihnen als die einzig gangbaren.

3. Viele Patienten können nicht glauben, daß irgend etwas, das sie unternehmen, ihre Einsamkeit mindern würde. Sie glauben nicht, daß es irgendeine Hilfe für sie gibt. Jemand wie er oder sie muß einfach abgelehnt werden: »Ich mußte ständig geben, und nie bekam ich etwas zurück. Wenn ich innerlich warm werden wollte, mußte ich das ganz alleine schaffen.«

Es zeigte sich, daß die Verzweiflung schon dagewesen war, bevor die ersten Anzeichen eines Tumors sichtbar wurden. Ein weiterer Aspekt, den LeShan schildert, ist der Umgang der krebskranken Patienten mit ihren Emotionen: Als Kinder oder Jugendliche hatten sie aufgrund ihrer Erfahrung in dieser Zeit das Gefühl entwickelt, daß enge emotionale

Beziehungen Schmerzen, Leiden und Verlassenheit mit sich brachten. Nur um den Preis von Qual und Ablehnung konnten sie solche Beziehungen eingehen. So war Einsamkeit ihr Schicksal. Schuldgefühle und Selbstverdammung waren die unvermeidlichen Folgen. Der nächste Aspekt ist die Entdeckung, daß es im Leben des Patienten eine Zeit gab, in der er eine bedeutsame Beziehung erlebte, eine Beziehung, die ihm das Gefühl des Angenommenseins durch andere (zumindest in dieser besonderen Rolle) vermittelte und die Möglichkeit gab, in seinem Leben einen Sinn zu finden. Der dritte Aspekt wird sichtbar, wenn der Verlust dieser zentralen Beziehung eintritt. Jetzt entwickelt sich ein Gefühl schierer Verzweiflung, das den Gefühlen von Einsamkeit in der Kindheit entspricht, aber noch weit darüber hinausgeht. In dieser dritten Phase wird die Überzeugung, daß das Leben keine Hoffnung mehr in sich birgt, überwältigend. Und einige Zeit nach dem Beginn dieser dritten Phase treten die ersten Symptome der Krebskrankheit auf.

Aufgrund weiterer Untersuchungen fand LeShan heraus, daß in einem erheblichen Maße Abneigung und Mißtrauen der Patienten sich selbst und anderen gegenüber bestanden. Viele dieser Menschen reagierten überaus vorsichtig, wenn neue Personen in ihr Gesichtsfeld traten. Würde diese neue Person sie, wie erwartet, ablehnen? Aber während die Patienten immer fürchteten, abgelehnt zu werden, forderten sie die Zurückweisung zugleich heraus. Sie schufen für jeden potentiellen Freund, Liebhaber oder Ehepartner eine Testsituation nach der anderen.

Andererseits konnte LeShan feststellen, daß die eigenen Wünsche und Sehnsüchte der Krebspatienten so vollkommen unterdrückt waren, und die Selbstentfremdung so total war, daß sie ihm, wenn er zu Beginn der Therapie die Frage stellte: »Was wollen Sie selbst wirklich mit

Ihrem Leben anfangen?« verständnislos und erstaunt anstarrten.

Alle Krebspatienten hatten bis zu einem gewissen Grad das Gefühl, daß sie sich selber aufgeben und anders werden müßten, um dafür etwas zu gewinnen, das ihrem Leben Sinn geben würde. Wie vorauszusehen, war die Liebe der anderen, die sie so verzweifelt suchten, weder durch Selbstaufgabe noch durch den Versuch, etwas oder jemand anderes zu sein, zu gewinnen. Letztlich konnten sie den Gedanken einfach nicht ertragen, nur als sie selbst geliebt zu werden.

Die Tatsache, daß sie tödlich erkrankt waren, war für die Krebspatienten meist nur eine Bestätigung dessen, was sie ohnehin schon wußten – daß sie in einer hoffnungslosen Situation waren. Das Problem ihrer unerträglichen Existenz wurde durch den Krebs tatsächlich gelöst – endlich konnten sie sich selbst loswerden, unwiderruflich durch den Tod.

Als Reaktion auf eine derart hoffnungslos scheinende Situation fährt der depressive Patient nicht mit seinen gewohnten Tätigkeiten fort. Er wird immer passiver. Beim Krebspatienten ist das anders: Wie tief auch immer seine Verzweiflung sein mag, die routinemäßigen Tätigkeiten des täglichen Lebens werden fortgesetzt. So lebt der Krebspatient weiter, wie er immer gelebt hat, in der Gewißheit, daß das Ende kommt, wie er es immer schon gespürt hatte.

Bei den von LeShan betreuten Patienten gab es offenbar einen Zusammenhang zwischen der Geschwindigkeit, mit der sich ein bösartiger Tumor entwickelte, und der Zeitspanne, die vergangen war, seit der Betreffende keinen Sinn mehr in seinem Leben sah, das heißt seit dem Verlust einer bedeutungsvollen Beziehung. Je kürzer diese Zeitspanne war, desto schneller entwickelte sich der Krebs.

Auch bezüglich der Familiensituation konnte der Autor Zusammenhänge finden: In großen Statistiken ist die Wahrscheinlichkeit, an Krebs zu erkranken am niedrigsten bei Ledigen oder Verheirateten, deutlich höher bei Geschiedenen, am höchsten bei verwitweten Patienten. (Bei Diabetes mellitus ist die Sterblichkeitsrate bei Verheirateten und Verwitweten gleich.)

Wenn ich die Aussagen von LeShan zusammenfasse, so scheint beim Krebspatienten an zentraler Stelle das Gefühl von Einsamkeit und Isolation zu stehen. Dies äußert sich auf die unterschiedlichste Art, entweder aktiv als Rückzug in die Einsamkeit, in das Schneckenhaus, oder passiv als Gefühl des Verlassenwerdens, der Ablehnung oder des Nicht-Geliebt-Werdens. Der Weg hin zu diesem Gefühlszustand von Kälte, Isolation und Einsamkeit, von völligem Ausgestoßensein aus dem Leben ist bei jedem Patienten unterschiedlich. Jeder hat seine eigene, völlig individuelle Geschichte, die auch in unterschiedlichen Zeiträumen abläuft.

Aus den Erkenntnissen von LeShan ergaben sich für mich folgende Überlegungen: Am Anfang scheint die Erfahrung zu stehen, daß man selbst abgelehnt oder so verletzt worden war, daß man die Position des eigenen Selbst aufgegeben hat. Diese Position (einfach »man selbst zu sein«) ist für den Patienten damit nicht mehr erreichbar. In der Folgezeit wird ein Ersatz-Selbst, ein Ersatz-Ich gebildet, entweder in Form einer Rolle (als Mutter, als Frau, als erfolgreicher Geschäftsmann und so weiter) oder in Form einer Identifizierung mit einer anderen Person, zum Beispiel dem Ehemann. Über diese Rolle beziehungsweise die Identifizierung ist man weiterhin lebensfähig und in einem gewissen Grade auch liebenswert.

Da es sich jedoch um einen unnatürlichen Zustand handelt, besteht die Angst vor dem Verlust von Rolle oder Identifizierung. Hieraus resultiert auch eine übergroße Anstrengung, es »allen recht zu machen« und die Erwartungen der anderen zu erfüllen – alles nur, um die Position, die Rolle, die Identifizierung aufrechtzuerhalten. Erfolgt ein Verlust von Rolle oder Identifizierung, so geht damit das Ersatz-Ich dieser Person verloren. Da der Zugriff auf das eigene Selbst verwehrt ist – das Leben »als man selbst« war als zu gefährlich oder zu schmerzhaft erlebt worden –, fällt dieser Patient ins Nichts, ins Bodenlose. Hieraus resultieren auch die vielen Schilderungen, die wir hören: Ich verlor den Boden unter den Füßen, es war, als ob ich in ein schwarzes Loch stürzen würde, es gab nur noch eine große Leere in mir. An dieser Stelle setzt ein tiefes Gefühl von Einsamkeit und Isolation ein.

Schauen wir uns die Geschichte von Miriam G. an: In ihrer Kindheit und Jugend fühlt sie sich durch den Vater abgelehnt. Später heiratet sie einen Mann mehr aus den gesellschaftlichen Gewohnheiten heraus denn aus innerer Zuneigung. Erfüllung findet sie jedoch in ihrem Beruf als EDV-Spezialistin und in ihrem beruflichen Team. In dieser Rolle wird sie anerkannt und respektiert. Dann wird sie eines Tages aus diesem Team herausgerissen und soll in einer entlegenen Firma allein die EDV-Abteilung aufbauen. Das ist zwar beruflich eine Herausforderung, doch sie fühlt sich alleine und abgeschoben. Sie kann ihre inneren Wünsche jedoch nicht artikulieren, nicht zum Ausdruck bringen, sondern akzeptiert nach außen scheinbar gelassen und positiv diese berufliche Aufgabe. In ihrem Inneren tobt jedoch ein Kampf, ein Gefühl von Ausgestoßenwerden, Isolation und Verzweiflung. In dieser Phase wendet sie sich hilfe- und schutzsuchend an ihren Mann, der damit aber völlig überfordert ist. Er versteht das Verhalten seiner Frau nicht, die ihm einerseits erzählt, daß dieser berufliche Wechsel einer Art Beförderung gleichkommt, andererseits in ihr schwere Ängste auslöst. Bei ihrem Mann findet sie keine Hilfe und fühlt sich im Stich gelassen. In dieser Phase dürfte der Krebs begonnen haben, denn wenige Monate später tastet sie einen Knoten in der Brust.

Kurz vor Weihnachten kommt Helga P. in die Praxis. Uns beide verbindet eine lange Geschichte. Sieben Jahre zuvor war sie wegen eines bereits fortgeschrittenen Lungen-Karzinoms in meine Behandlung gekommen. Der Lungenkrebs befand sich in einem Stadium, wo statistisch gesehen die Chancen nahe Null waren. Ich erfuhr eine der erstaunlichsten Lebensgeschichten: Frau P. war viermal verheiratet. Die erste Ehe wurde geschieden, nachdem ihre beste Freundin von ihrem Mann ein Kind bekam. Die gleiche Geschichte wiederholte sich auch in der zweiten und – so unglaublich es klingen mag – auch in der dritten Ehe. Jedesmal bekam ihr jeweiliger Mann mit der jeweilig besten Freundin ein Kind, was dann auch jedesmal zur Scheidung führte. Sie sah sich von jedem der Männer betrogen und allein gelassen. Mit dem vierten Mann blieb sie zusammen. Die Ehe blieb kinderlos. Doch auch in dieser Ehe fühlte die Patientin sich nicht wohl, nicht angenommen, nicht verstanden und in vielen Situationen allein gelassen. Da es keine äußeren Turbulenzen gab, blieb sie in dieser Ehe. Jetzt bekam sie Lungenkrebs.

Als die Patientin vor sieben Jahren zu mir kam, hatte sie mit ihrem Leben eigentlich abgeschlossen. Dann entdeckten wir einen Punkt, der sie dazu brachte, um ihr Leben zu kämpfen, und das waren ihre fünf Katzen. Der Gedanke, daß bei ihrem Tod die Tiere ihrem Schicksal überlassen wären, erfüllte sie mit großer Verzweiflung und Trauer. Für diese Tiere wollte sie am Leben bleiben und kämpfen. Sie übernahm also wieder Verantwortung. Frau P. überstand die nachfolgende Chemotherapie und Strahlentherapie. Der Lungenkrebs verschwand komplett, wie es auch regelmäßige Untersuchungen in den nachfolgenden Jahren zeigten.

Jetzt kam Frau P. kurz vor Weihnachten wieder in die Sprechstunde. Äußerlich war ihr wenig Veränderung anzusehen. Sie klagte jedoch über Müdigkeit, Abgeschlagenheit, Schmerzen am Hals und zum Teil starke Schmerzen über dem Brustkorb. Nach ihrem Leben befragt, zuckte sie mutlos mit den Schultern und sagte, daß sie sich in den letzten Wochen überflüssig vorkäme, daß sie keinen Sinn mehr im Leben sähe und völlig niedergeschlagen sei. Von den Katzen wäre nur noch eine übrig und diese mittlerweile auch sehr alt. Neue Katzen wolle sie sich nicht mehr anschaffen.

Die körperliche Untersuchung ergab Hinweise für eine leichte Bronchitis. Das Röntgenbild zeigte jedoch einen erschreckenden Befund: Der Lungenkrebs war zurückgekommen und hatte beide Lungen deutlich befallen. Die von der Patientin angegebenen Beschwerden und auch die Luftnot waren damit mehr als erklärt.

Da die letzte Röntgenkontrolle etwa sechs Monate zuvor völlig ohne Befund gewesen war, mußte der Lungenkrebs seitdem entstanden sein, genau in der Zeit, seit sich die Patientin überflüssig, verlassen, einsam gefühlt hatte und in ihrem Leben keinen Sinn mehr sah.

Wir führten ein längeres Gespräch. Sie erzählte mir etwas, was sie nach ihren Angaben noch nie einem Menschen mitgeteilt hätte und was andererseits so typisch für viele Krebspatienten ist. Sie sagte, daß sie nicht über sich selbst sprechen könne, daß sie oft das Gefühl habe, sich nicht wehren zu können und dann um des lieben Friedens willen alles schlucken würde. Sie könne anderen gegenüber nicht ihre Gefühle ausdrücken und nicht ihre eigenen Ansprüche und Wünsche geltend machen. (Diese Aussagen entsprechen den Erkenntnissen von LeShan.) Wenn das

Maß dann voll sei, die Seele übervoll und niedergedrückt, dann würde sie sich trennen und zurückziehen. So hatte sie es in drei Ehen gemacht und ist in dieser Zeit auch nicht krank geworden. In der vierten Ehe blieb sie und wurde krank. Ich gab ihr den Rat, einmal ihre Lebensgeschichte niederzuschreiben, um damit die Seele zu entlasten und natürlich auch ihren Körper, der ansonsten all diese Belastungen bis hin zu stärkstem Schmerz tragen muß.

Die Ergebnisse des David Spiegel

Vielen Medizinern fällt die Vorstellung schwer, daß körperliche Symptome bis hin zu körperlichen Erkrankungen durch psychische Vorgänge entstehen können. Ebenso schwer fällt die Vorstellung, daß sich über eine psychische Behandlung körperliche Erkrankungen eindeutig beeinflussen lassen. Dies habe ich gerade wieder auf einem Krebskongreß erlebt, wo ein Chirurg, Professor der Medizin, der sich vorwiegend mit Operationen bei Brustkrebspatientinnen befaßt und offenbar mit viel Einfühlungsvermögen auf die Patientinnen einging, folgende Äußerungen machte: »Es ist sicherlich gut, sich mit den Patienten zu unterhalten und ihnen das Gefühl von Aufgehobensein und Wärme zu geben, dennoch: Der Krebs wächst völlig unbeirrt von all diesen psychischen Vorgängen einschließlich einer Psychotherapie.« Natürlich wirkt sich eine solche Äußerung auf die Psyche der Betroffenen wie auch der wohlmeinenden Helfer nicht gerade aufbauend aus.
Zunächst hatte ich geplant, erst dann ein Buch über Krebskrankheiten und ihre Behandlung zu schreiben, wenn ich außer einem klaren Entstehungskonzept auch unwiderlegbare Behandlungserfolge vorweisen kann, die in erster Linie auf einer Behandlung der psychischen Aspekte be-

ruhen. Diesen Nachweis hat inzwischen ein anderer Mediziner geliefert: Psychotherapie kann den Verlauf einer Krebskrankheit definitiv und wesentlich beeinflussen!

Der amerikanische Arzt David Spiegel veröffentlichte 1989 in der angesehenen medizinischen Zeitschrift »The Lancet« erstmals überzeugende Behandlungsergebnisse bei einem großen Patientenkollektiv. Seine Untersuchungen erfüllten alle Kriterien, die ein wissenschaftlich arbeitender Mediziner heutzutage fordert: Sie waren prospektiv (Methodik und Ziel der Behandlung wurden im vorhinein klar definiert), sie waren randomisiert (Zuteilung auf die eine oder andere Therapieform erfolgte nach dem Zufallsprinzip), und es wurden zwei Therapiemaßnahmen miteinander verglichen. Alle Patientinnen, die an einem Brustkrebs in metastasiertem Stadium litten, wurden entsprechend der aktuellen schulmedizinischen Methoden mit Chemo- und/oder Hormontherapie behandelt. Eine Hälfte der Patientinnen erhielt zusätzlich Psychotherapie. Diese Behandlung bestand aus einer einmal wöchentlichen stützenden Gruppentherapie, in der die Patientinnen angeregt wurden, ihre Gefühle auszudrücken. Die angesprochenen Fragen beinhalteten Angst vor Sterben und Tod, Wechsel der Werte im Leben, Vertiefung der Familienbeziehung, Erlangung von Kontrollmöglichkeiten über die medizinische Behandlung, Verbesserung der Arzt-Patienten-Beziehung und Übungen zur mentalen Schmerzkontrolle.

Das Behandlungsprogramm führte zu einer signifikanten Verbesserung der psychischen Verfassung. Im Vergleich zur Kontrollgruppe verringerten sich Angstsymptome, Schwierigkeiten in der Krankheitsbewältigung und Schmerzen.

Darüber hinaus ergaben sich überraschende Unterschiede in der Überlebenszeit: Die zusätzlich mit Psychotherapie behandelten Patientinnen lebten doppelt so lange wie die nur medikamentös behandelte Gruppe (36 Monate im Vergleich zu 18 Monaten). Diese unerwarteten Ergebnisse legen nahe, daß intensive psycho-soziale Unterstützung den Verlauf der Krankheit beeinflußt, obwohl die Wirkungsmechanismen nicht klar sind.

David Spiegel hatte seine Untersuchungen zunächst geplant, um die Wirkungslosigkeit von Psychotherapie bei Krebs nachzuweisen! Aus diesem Grunde, so berichtete er bei einem seiner Vorträge in Hamburg, mochte er die Ergebnisse zunächst nicht glauben und überprüfte seine Arbeit. Da er selbst keine methodischen Fehler finden konnte, schickte er die Untersuchungsergebnisse seinen »Feinden«. Nachdem auch diese nichts zu beanstanden hatten, erfolgte die Veröffentlichung.

Wären die Ergebnisse durch die Gabe eines Medikaments erzielt worden, hätte dies wohl eine Sensation ausgelöst. Daß dies nicht oder kaum geschah und selbst vielen medizinischen Krebsspezialisten, den Onkologen, gar nicht oder wenig bekannt ist (auch heute noch, das heißt fünf Jahre nach der Veröffentlichung), hat eine Reihe von Gründen. Einer der Gründe liegt sicherlich darin, daß für viele Mediziner – wie oben bereits geschrieben – eine Beeinflussung von rein organischen Prozessen durch psychische Faktoren nur schwer vorstellbar ist. Ein weiterer Grund dürfte sein, daß diese erstaunlichen, methodisch einwandfrei erzielten Ergebnisse zwar vorliegen, jedoch nicht innerhalb eines klaren Therapiekonzepts, einer klaren Modellvorstellung. Hierdurch sind die Ergebnisse schwer verstehbar, kaum einzuschätzen sowie wenig nachvollziehbar. Es ergibt sich hieraus für den praktisch tätigen Arzt oder Krebsspezialisten kein klares Behandlungskonzept. Außerdem erfordert, so dürfte die Meinung der meisten Ärzte sein, das psychotherapeutische Angehen von Aspekten wie Gruppenverhalten, Hilflosigkeit, Hoffnungslosigkeit und Sinnlosigkeit viel Erfahrung, Kompetenz und Zeitaufwand.

Die Arbeit von David Spiegel hat auf jeden Fall klar erwiesen, daß Psychotherapie den Verlauf einer Krebserkrankung nachweisbar und eindeutig beeinflußt. Dies ist ein entscheidender Fortschritt, nachdem zuvor die Untersuchungen psychischer Aspekte eher eine verwirrende Vielfalt von schwer einzuordnenden Ergebnissen gebracht hatte und die Aussagen für einen naturwissenschaftlich denkenden Mediziner zu »schwammig« waren. Jetzt sind die Argumente der Therapeuten, insbesondere der Mediziner, widerlegt, daß nur die körperlich orientierte Therapie einen wirklichen Effekt bringt. Damit sind wir auch endlich heraus aus dem Stadium der Einzelbeobachtung von erstaunlichen Krankheitsverläufen und sogar Heilungen bei Krebs, die es zu jeder Zeit gegeben hat. Jetzt gilt es, alle Erfahrungen zu sammeln, zu ordnen und ein klares Behandlungskonzept zu entwickeln.

Kommunikation

Die meisten akuten Erkrankungen weisen einen bestimmten Zyklus auf. Sie haben einen Beginn, durchlaufen mehrere Stadien und führen meist zu einem Endpunkt: der völligen Wiederherstellung der körperlichen Funktionsfähigkeit zum Wohl des gesamten Organismus und des Menschen. Die Erkrankung schien somit einen Sinn für den gesamten Organismus zu haben, ganz im Sinne des obigen Zitats des Schweizer Psychiaters Beck von einer Krankheit als Selbstheilungsversuch des Körpers. Trotz aller krankhaften Prozesse muß es hier eine gute Kommunikation mit dem Gesamtorganismus gegeben haben, wo-

76

durch das Wunderwerk Mensch weiter funktionsfähig erhalten bleibt.

Kommunikation besteht aus Geben und Nehmen, aus Senden und Empfangen, aus Sprechen und Zuhören, kurz, aus Informations- und Energieaustausch zwischen zwei Lebewesen, seien es nun einzelne Zellen, größere Zellverbände oder Menschen. Die eine Seite sendet, die andere Seite empfängt, versteht und gibt zu verstehen, daß sie empfangen hat. Ebenso kann die andere Seite eine Kommunikation aussenden.

Im Körper läuft der Kommunikationsaustausch über das Nervensystem, das Blutsystem, das System der Hormone und sonstiger Botenstoffe. Darüber hinaus gibt es den Bereich der Biophotonen, der elektromagnetischen Strahlung, der bisher wenig erforscht wurde und dennoch eindeutig vorhanden ist. Auch dieser Bereich scheint dem Informationsaustausch zu dienen. Im Rahmen dieses Buches möchte ich hierzu keine weiteren Einzelheiten vermitteln und verweise auf das Literaturverzeichnis (Popp).

Wenn ich an die Qualität der Kommunikation denke, so scheint jede Zelle im Organismus genau zu wissen, was sie tut und was sie zu tun hat, denn sie erfüllt die Aufgabe, die ihr zugeteilt ist, im Sinne des Ganzen. Unser Körper besteht aus etwa 10^{14} (100.000.000.000.000) Zellen. Damit jede Zelle die ihr zugedachte Funktion ausübt, die auch wichtig für das Zusammenspiel des Ganzen ist, bedarf es einer ungeheuren Quantität an Kommunikation und Informationsaustausch.

Aus diesem Kommunikationsnetz bricht die Krebszelle offensichtlich aus. Sie hört nicht mehr auf die Impulse der Nervenzellen, die Botschaften der Hormone und sonstigen Botenstoffe. Die Krebszelle führt mehr und mehr ihr eigenes, eigenwilliges Leben. Sie scheint den übrigen Organismus immer weniger wahrzunehmen, sondern nur noch sich selbst und ihre eigene Geschäftigkeit. Diese Geschäftigkeit besteht lediglich darin, sich zu teilen, zu wachsen, zu teilen und zu wachsen. Die Krebszelle hat offensichtlich die soziale Bindung an den übrigen Organismus verloren.

Dies wird vom übrigen Körper stillschweigend hingenommen, denn es gibt keine Abwehrmechanismen. Ganz im Gegenteil: Wie ein Heidelberger Forscher kürzlich nachweisen konnte, übernimmt die Krebszelle in Teilbereichen das Kommando und bringt andere Zellen dazu, für sie Aufgaben wie Gefäßneubildung, Abräumung von Schutt und Zellmüll zu übernehmen. Sie veranlaßt somit andere Zellen zur Mithilfe beim Aufbau ihres eigenen Reiches. Die Kommunikation scheint damit vorwiegend einseitig zu verlaufen, denn die Krebszelle sendet noch, kümmert sich jedoch nicht mehr um Empfang und Verarbeitung von Informationen, die sie in das Gemeinschaftswesen Mensch einbinden.

In der Zeit, als mir diese Gedanken kamen, las ich das Buch »Im Anfang war der Wasserstoff« von Hoimar von Ditfurth. In diesem Buch wird beschrieben, wie das biologisch-körperliche Leben sich aus dem Wasserstoff bis hin zu unserer heutigen komplizierten Struktur entwickelt hat. Ein Schritt in dieser Evolution war der Einzeller, jene Stufe der Entwicklung, da jede Zelle für sich allein lebte. Erstmals kam ich jetzt mit dem Wort ›allein‹ in gedankliche Berührung, das sich später als ein wesentliches Schlüsselwort zum Verstehen des Krebsgeschehens herausstellen sollte.

Lassen Sie uns das Bild von der Krebszelle und der geänderten Kommunikation einmal genau ausmalen: Die Krebszelle verhält sich wie ein Einzeller, der allein dasteht und keinerlei Aufgaben in einem sozialen Netzwerk mehr übernimmt. Die Krebszelle verhält sich wie jemand, der nur noch auf sich allein gestellt ist.

Dieser Zustand wird offensichtlich nicht mit einem Schritt erreicht. Die veränderte Zelle, jetzt Krebszelle genannt, durchläuft vielmehr eine Entwicklung von der normalen Körperzelle bis hin zu einem Zustand, der einem Einzeller am ähnlichsten ist. Auf diesem Weg wird die Fähigkeit, mit dem übrigen Körper zu kommunizieren, immer weiter reduziert, bis dieser Körper schließlich überhaupt nicht mehr wahrgenommen wird. Dieser Rückgang an Kommunikationsfähigkeit beschreibt auch die Stufen der »Bösartigkeit« der Krebszelle: Je ähnlicher die Krebszelle der normalen Körperzelle ist, und je kommunikativer sie sich verhält, um so gutartiger ist sie. »Bösartig« ist sie dann, wenn sie offensichtlich nur noch »sich selbst« sieht und auf nichts und niemanden mehr Rücksicht nimmt. Wird hierbei eine bestimmte Tumor-Größe, ein bestimmtes Volumen, überschritten, so ist die komplizierte Struktur Mensch nicht mehr lebensfähig. Die gesamte Kommunikation bricht zusammen, der Mensch stirbt.

Meine Erkenntnis war, daß die Krebszelle sich wie ein Einzeller verhält, eine Zelle, die nicht mehr in Kommunikation mit anderen Zellen ist. Sie existiert nur noch für sich alleine und braucht auf sonst niemanden mehr Rücksicht zu nehmen. Die Entstehung der Krebszelle scheint somit ein Rückgriff auf eine frühe Evolutionsstufe zu sein, eine Erscheinungsform, die in den genetischen Programmen gespeichert ist. Daher verwundert es nicht, daß wir die Vorstufe zu den sogenannten Krebsgenen (= Onkogene) in jeder (!) menschlichen Zelle antreffen.

Unter bestimmten Umständen erfolgt also diese Regression (Zurückentwicklung) auf eine Evolutionsstufe, die vor etwa drei Milliarden Jahren auf der Erde vorgeherrscht hat. Irgend etwas muß die Zelle bewegen, diesen Rückgriff auf ein genetisch verankertes, altes Programm, also aus der genetischen Erinnerung, wieder hervorzuholen. Doch es gibt nichts Neues unter der Sonne. Nur wenige Wochen, nachdem ich das erste Manuskript zu diesem Buch abgeschlossen hatte, fiel mir ein Buch des österreichischen Landarztes Dr. med. Erich Smolnig aus dem Jahre 1979 in die Hände: »Die Demaskierung des Krebsproblems – Des Rätsels Lösung und ihre revolutionären Folgen für Vorbeugung, Früherkennung und Behandlung«. Ich fasse seine Ausführungen zusammen:

Die Entstehung der Erde wird ziemlich einheitlich mit 4,5 Milliarden, die der Biogenese (Entstehung des Lebens) mit 4 Milliarden Jahren vor unserer Zeitrechnung angenommen. Zunächst hatten sich anorganische und organische chemische Verbindungen gebildet, die sich später zu größeren Molekülen vereinigten. Auf der nächsten Stufe der Biogenese kam es einerseits zu tierischen, andererseits zu pflanzlichen Einzellern. Ihre Entwicklung dauerte mehr als drei Milliarden Jahre.

Die ersten Zellen waren teilungsfreudig und amöboid beweglich. Ihre Vermehrung und ihr Wachstum verliefen vollkommen unkontrolliert und hemmungslos. Wegen Fehlens von Sauerstoff in der Uratmosphäre erfolgte die Energieversorgung ausschließlich durch Gärung, durch Glykolyse und somit durch Spaltung.

Es war vor etwa 750 bis 800 Millionen Jahren, als einzelne tierische Einzeller ihr räuberisches, aggressives Dasein aufgaben und durch Zusammenschluß zu gutartigen Mehrzellern innerhalb einer Interessensgemeinschaft wurden. Dieses Ereignis ist für uns Onkologen von größter biologisch-historischer Bedeutung. Nicht durch Herauslösen oder Entfernen der Erbmasse der Urzelle, sondern durch teilweise Unterdrückung der Erbanlagen (Repression), wurde aus einem räuberischen Einzeller ein sozialer gutartiger Mehrzeller. Die weitere Entwicklung ging kontinuierlich vor sich. Neues wurde bereits Vorhandenem hinzugefügt. Jeder einzelne von uns ist das letzte Glied einer unendlich langen Kette, die von der Gegenwart bis zur Urzelle hinunterreicht, von der alle Lebewesen auf Erden abstammen. Es ist daher die Zahl der Gene proportional der Organisationshöhe eines Organismus.

Beim Wandel vom Einzeller zum Mehrzeller bis hin zum hochorganisierten Lebewesen »verloren« die Zellen einen Teil ihrer früheren Eigenschaften, wie zum Beispiel ihr unkontrolliertes Wachstum und ihren ungehemmten Teilungsrhythmus. Sie begannen, ihren Nachbarn durch Kontakthemmung zu »achten« und soziales Verhalten zu zeigen. Aber ihr drei Milliarden Jahre alter räuberischer Urinstinkt und Freiheitsdrang, also ihre Erbanlagen, können nur durch dauernde Kontrollen im Zaum gehalten werden. Alle diese lebenswichtigen Erfahrungen werden in der DNS gespeichert und an die Nachfahren als Erbanlagen weitergegeben, auch die unterdrückten Eigenschaften.

Die Kontrolle über die archaischen (entwicklungsgeschichtlich alten) Eigenschaften haben die Repressor-Gene beziehungsweise ihre Produkte. Fallen sie aus irgendeinem Grunde aus, muß es zu schweren Störungen kommen. Ein »gutartiger« Mehrzeller verändert dann nach und nach seine Eigenschaften:

1. Verlust der Kontakthemmung (die Zelle benimmt sich wie ein Einzeller).
2. Verminderte bis fehlende Haftfähigkeit (Einzeller besitzen keine Haftfähigkeit).
3. Amöboide Beweglichkeit bei Auflockerung der Umgebung (wie ein Einzeller).
4. Beschleunigte Zellteilung, Teilungsrhythmus gleicht dem eines Einzellers.
5. Unkontrolliertes Wachstum wie bei Einzellern.
6. Gesteigerter Gärungsstoffwechsel, der Urzelle entsprechend, die ein Einzeller war.

7. Aktive Gewebszerstörung. Nur animalische Einzeller sind aggressiv.
8. Potentielle Unsterblichkeit, wie die Einzeller sie besitzen und die Urzelle sie hatte.
9. Universalität: Diese oder ähnliche Eigenschaften finden wir quer durch alle Organismen der Erde, vom Elefanten bis zur Pflanze, aber auch bei Fischen und Schmetterlingen, auslösbar durch tausend verschiedene Energien und Stoffe.

Vergleichen wir also die Eigenschaften, die beim Wandel von einem »gutartigen« Mehrzeller zu einer »bösartigen« Krebszelle entstanden sind, dann ergibt sich eine nahezu hundertprozentige Übereinstimmung mit den Eigenschaften der Urzelle (= Einzeller).

Krebs dürfte daher keine Veränderung im Erbgefüge im Sinne einer Neubildung sein (Mutation), sondern eine Wiederbelebung archaischer Programme, ausgelöst vorwiegend durch einen Verlust oder eine Veränderung im Bereich der Repressor-Gene. Krebs wäre dann im Prinzip reversibel (rückbildungsfähig), und das würde eine Revolution für die Therapie bedeuten.

Diese neue stammesgeschichtlich begründete Krebstheorie deckt laut Smolnig die gemeinsame Ursache aller Malignome auf.

Mit der folgenden Abbildung läßt sich zeigen, daß die heutigen gängigen Vorstellungen darüber, wie aus einer Normalzelle eine Krebszelle wird, nicht sehr weit von den Gedankengängen Smolnigs entfernt sind. Dieser Abbildung können wir entnehmen, daß es im wesentlichen die Aktivierung von Onkogenen und der Verlust beziehungsweise die Veränderung von Suppressor-Genen sind, die diese unheilvolle Entwicklung bewirken. Völlig unterschiedlich ist jedoch die Deutung dieses Vorganges: *Krebs ist nicht Veränderung des Erbgefüges im Sinne einer »bösartigen«*

Neubildung, sondern eine Wiederbelebung archaischer Programme, ein Rückgriff auf Eigenschaften, die die Zelle bereits zu Urzeiten hatte.

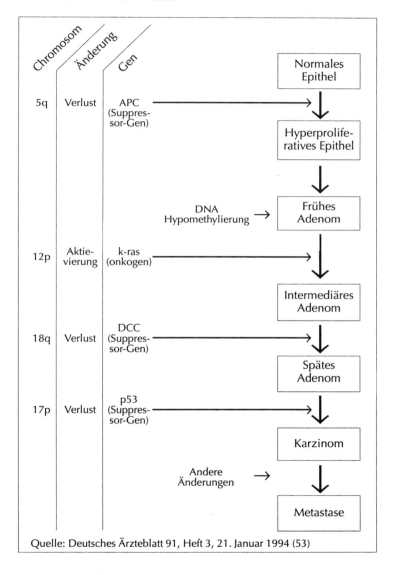

Quelle: Deutsches Ärzteblatt 91, Heft 3, 21. Januar 1994 (53)

Smolnig schickte sein Buch, das neben dieser Theorie auch interessante Aspekte zur Krebsbehandlung enthält, an nahezu alle größeren Krebszentren der Welt. Er bekam es von fast allen mit mehr oder weniger ausführlichen, in jedem Falle jedoch ablehnenden Kommentaren zurückgeschickt.

Einige Dinge wurden mir jetzt klarer. Die ersten Einzeller lebten auf der Erde zu einem Zeitpunkt, da diese noch nicht mit der schützenden Ozonschicht umgeben war. Daher konnte die volle Strahlung der Sonne einschließlich der UV-Strahlung ungeschützt auf die Erde einwirken. Das machte den damals existierenden Einzellern nichts aus, ganz im Gegenteil, sie waren zu ihrer Entwicklung auf diese Strahlung angewiesen und gediehen prächtig dabei. Im Laufe der Erdgeschichte wurde von den grünen Pflanzen mittels Photosynthese der in unserer Atmosphäre heute enthaltene Sauerstoff erzeugt. Aus gewöhnlichem Sauerstoff unter Einwirkung von ultraviolettem Licht der Sonne bildet sich Ozon. Dieses Ozon spielt eine außerordentlich wichtige Rolle im Strahlungshaushalt der Atmosphäre, da es die kurzwellige Ultraviolettstrahlung der Sonne absorbiert und in Wärme umsetzt, sowie für die Lebensbedingungen auf der Erde, da es den Lebensraum gegenüber der energiereichen kurzwelligen Sonnenstrahlung abschirmt. Aus diesen entwicklungsgeschichtlichen Gründen hat jede Zelle noch grundsätzlich die genetische Programmierung, um mit dieser kurzwelligen Strahlung umgehen zu können. Diese Fähigkeit ist latent vorhanden und kann unter gegebenen Umständen aktiviert werden.

Hoimar von Ditfurth schreibt hierzu: »Die UV-Strahlung war als Energiequelle zum Aufbau der ersten organischen Lebensbausteine notwendig. Sobald diese aber existierten, mußten sie dem Einfluß der gleichen Strahlung sogleich wieder entzogen werden, da sie von ihr sonst im nächsten Augenblick wieder zerlegt worden wären.«Diese ersten Einzeller konnten vor drei Milliarden Jahren sehr gut ohne die schützende Ozonschicht leben, während das bei späteren Formen von Einzellern nicht mehr der Fall war. So läßt sich erklären, warum ein Teil der Krebszellen durch die Strahlentherapie, die ja eine sehr energiereiche und hochfrequente Strahlung ist, zerstört werden kann, andere Krebszellen jedoch nicht. Dieser Teil der nicht mehr auf die Strahlentherapie ansprechenden Krebszellen erscheint deshalb auch als besonders bösartig und entspricht einem Rückgriff auf die frühesten genetischen Programme des Einzellers.

Eine ähnliche Form der Reaktivierung alter genetischer Programme ergab sich bei den allerneuesten Forschungen der Hyperthermie- (Überwärmungs-)Behandlung von Krebs: Im Rahmen der Erwärmungsbehandlung kommt es ab einer bestimmten hohen Körpertemperatur (etwa ab 43 °C) vermehrt zur Bildung von Proteinen, die üblicherweise im Körper nicht vorkommen, die jedoch entwicklungsgeschichtlich bekannt sind und somit »alte« (archaische) Eiweißstrukturen sind. Dies ist ein Hinweis dafür, daß der Körper unter bestimmten Umständen auf entwicklungsgeschichtlich alte genetische Programme zur Bildung dieser Eiweißkörper zurückgreift. Diese Eiweißkörper sind vermehrt hitzeunempfindlich und denaturieren vollständig erst bei einer Temperatur ab 49 °C. Dies steht im Gegensatz zu den normalen Körpereiweißen, die etwa ab einer Temperatur von 44 °C denaturieren.

Beim Chemie-Großkonzern Ciba-Geigy in Basel werden seit einigen Jahren Forschungen mit Getreidekörnern in elektrostatischen Feldern durchgeführt: Durch unterschiedliche Feldstärke scheinen die Pflanzen »eine Information zu erhalten, die sie veranlaßt, sich zurück zu einer ursprünglichen Form zu entwickeln. Der Weizen zum Beispiel erinnert sich daran, daß er einmal ein Grashalm in Peru war«. (!) »Im Gedächtnis der Natur sind die Wildtypen (Urtypen) unserer Kulturpflanzen gespeichert, und es scheint möglich zu sein, sie wieder gezielt zum Leben zu erwecken.« Die Forschungen werden dahingehend gedeutet, daß mit Hilfe von elektrostatischen Feldern bei der Entstehung eines neuen Lebewesens »ein Salto rückwärts« in der Evolution ermöglicht wird. »Die elektromagnetischen Wellen bringen zusätzliche Informationen, die zusammen mit den gespeicherten Informationen in den Genen die Form des neuen Lebewesens bestimmen. Und offensichtlich reicht das Gedächtnis der Natur bis zu den Anfängen des Lebens zurück.«

In ähnlicher Form scheint es bei der Entwicklung zur Krebszelle zu einem zunehmenden genetischen Rückgriff auf alte, archaische Programme zu kommen. Diese »alten« Programme sind nichtsdestoweniger körpereigene Programme! Dies würde auch die Tatsache erklären, daß es keine Abwehrmechanismen gegen diese körpereigenen Zellen mitsamt ihren Produkten gibt. Diese »alten« Programme werden nur aktiviert, wenn der entsprechende Reiz (hohe Temperatur, UV-Strahlung oder ähnliches) vorhanden ist. Fehlt dieser Reiz, werden die archaischen Programme wieder abgeschaltet. Die mit diesem Anschalten und Abschalten alter Programme verbundenen Vorgänge werden meines Erachtens heutzutage als Abwehrmechanismen fehlgedeutet!

Durch diese Betrachtung bekam ich erstmals eine völlig andere Sichtweise der Krebskrankheit. Ich sah nicht mehr isoliert das rein körperliche Geschehen, den Krebsknoten, die Metastasenbildung und die sich teilende Zelle, die unaufhaltsam weiter wucherte, bis sie ihren Wirt, den Menschen, erstickt hatte. Ich sah jetzt vielmehr den ganzen »Schauplatz Mensch«, das Zusammenspiel aller Funktionen, die eingeschränkte, schließlich zusammenbrechende Kommunikation und den »Sieg« der Einzeller über das »Sozialwesen« »menschlicher Körper«.

Ich fragte mich nun, ob es im Leben der von der Krebskrankheit betroffenen Menschen Ähnlichkeiten gab, dessen Spiegelbild das körperliche Geschehen war. Ich wandte damit meinen Blick ab von der Krankengeschichte, dem Lesen von Labor- und Röntgenbefunden und begann noch intensiver, auf die Menschen zu schauen, auf ihr Leben, ihr Umfeld und ihr Verhalten.

Allein

Die Entwicklung von der Normalzelle zur Krebszelle scheint also den Rückweg vom Gemeinschaftswesen zum Einzelwesen widerzuspiegeln. Auf der genetischen Ebene entspricht dies einem Wiederauftreten alter Funktionsweisen, also alter Programme, die lediglich bis zu diesem Zeitpunkt durch Repressor-Gene unter Verschluß gehalten wurden. Wir finden daher eine ganze Kaskade von Veränderungen auf dem Weg von der Normalzelle hin zur Krebszelle, verbunden mit einem zunehmenden Verlust an Kommunikation zu den übrigen Zellen und zu dem gesamten Organismus.

Im übertragenen Sinne könnten wir sagen, daß die Krebszelle nur noch Absichten und Ziele verfolgt, die für ihr eigenes Leben von Bedeutung sind. Sie kümmert sich immer weniger um ihre Funktion im Rahmen des Gesamtorganismus und zieht sich zunehmend aus einer echten Kommunikation zurück. Die Krebszelle verhält sich immer mehr so, als ob sie *allein* wäre.

Dieses Bild, das ich zunächst nur symbolisch sah, legte ich nunmehr wie eine Schablone auf das Leben der einzelnen

Krebspatienten an, und es ergaben sich verblüffende Übereinstimmungen. Auch für die meisten Krebspatienten war das Wort »allein« von einer großen, fast zentralen Bedeutung für ihr Leben, und das schon vor dem Ausbruch ihrer Erkrankung. Stellvertretend für viele andere möchte ich die Äußerungen einer Patientin wiedergeben: »Das Gefühl von Alleinsein und Isoliertheit zog sich wie ein roter Faden durch mein Leben. Schon als Kind fühlte ich mich wie eine Puppe, die zum Spielen hin- und hergesetzt wurde, jedoch keinen wirklichen Anteil hatte am Leben. In der Jugendzeit hatte ich einige Freundinnen, doch durch Lehre, Beruf oder Heirat gingen auch diese Beziehungen bald wieder auseinander. Dann zog ich wegen eines Mannes von Düsseldorf nach Hamburg, wir zerstritten uns, und ich war wieder allein. Große Hoffnungen traten auf, als ich heiratete. Anfangs schien alles gut, doch dann war mein Mann immer häufiger weg von zu Hause, und wenn er da war, hatten wir uns wenig zu sagen. So waren wir zwar äußerlich verbunden, innerlich fühlte ich mich jedoch allein und isoliert. In dieser Zeit bekam ich Brustkrebs.«

Weitere typische Beispiele, die Krebspatienten für die Zeit vor ihrer Erkrankung angegeben haben, sind: »Ich wollte ja gerne Kontakt mit anderen Menschen, aber irgendwie klappte das nicht.« »An mich kam keiner ran – ich weiß gar nicht, warum.«

Eine Statistik weist auf, daß dreißig Prozent der Krebspatienten völlig alleinstehend sind. Bei näherer Untersuchung wird deutlich, daß bei einem Großteil dieser Menschen das Alleinsein nicht vorgegeben ist, sondern durch einen Rückzug aus der Kommunikation mit Freunden, Verwandten und Bekannten erfolgt war. Ich denke hier an das Beispiel eines jungen Mannes, der mir gegenüber den Eindruck erweckte, als sei er völlig alleinstehend auf dieser Welt. Nach weiterem Befragen zeigte sich, daß die Eltern und eine Schwester nicht weit von ihm entfernt wohnten, während eine weitere Schwester in einer anderen Stadt lebte. Er hatte sich aus der Kommunikation zu diesen Verwandten vollständig zurückgezogen, sie schienen nicht oder kaum mehr für ihn zu existieren.

Die Tatsache, daß ich das Wort »allein« beziehungsweise »alleinstehend« im unmittelbaren Zusammenhang mit einer Krebskrankheit erwähne, mag erschrecken. Da viele Menschen alleine leben und sich auch bester Gesundheit erfreuen, möchte ich bereits an dieser Stelle darauf eingehen, welchen Aspekt des Alleinseins ich im Zusammenhang mit einer Krebserkrankung meine und welchen nicht. Ich meine nicht Menschen, die die Lebensform eines Single gewählt haben und somit für sich und ihr Leben allein (=selbständig) verantwortlich sind. Ich meine vielmehr das Gefühl und die Empfindung, allein zu stehen und allein gelassen zu sein. Dies ist sinngemäß zu verstehen und kann sich über eine Reihe gleicher oder ähnlicher Empfindungen ausdrücken: Ich gehöre nicht dazu, ich werde nicht angenommen, alle sind gegen mich, ich fühle mich ausgeschlossen und so weiter. Sinngemäß drückt das eine Form von Isolation aus, was von manchen Menschen auf folgende Art und Weise empfunden wird: »Ich sah dem Leben, wie durch eine Glasscheibe getrennt, zu; es war, als ob eine Mauer zwischen mir und den anderen war.«

Dies darf auf keinen Fall falsch verstanden werden. Viele Menschen leben aus unterschiedlichen Gründen allein. Doch solange der Mensch in Übereinstimmung mit seinem Inneren ist, solange entsteht auch keine Spannung, die krankheitsverursachend sein könnte. Somit gibt es viele, die alleine leben und sich bester Gesundheit erfreuen. Sie müssen keine Befürchtung haben, krank zu werden oder gar Krebs zu bekommen. Dies möchte ich hier noch einmal ausdrücklich betonen, damit durch dieses Buch keine unnötigen Ängste ausgelöst werden.

Kritisch wird die Situation nur dann, wenn ich allein sein möchte, aber nicht allein sein kann (zum Beispiel in einer Ehe), wenn ich nicht allein sein möchte, aber allein bin oder wenn ich »alles alleine schaffen« möchte, dies aber aus irgendeinem Grunde nicht beziehungsweise nicht mehr schaffe. In all diesen Fällen befinde ich mich in einem inneren Konflikt, bin also innerlich nicht in Übereinstimmung mit mir selbst. Dann entsteht Spannung. Auch dies muß nicht zu einer Erkrankung führen, solange die Fähigkeit besteht, diesen Zustand zu ertragen oder die Möglichkeit, die hiermit verbundenen Anspannungen abzubauen (durch Sprechen oder Handeln).

Somit ist im Zusammenhang mit einer Krebserkrankung weniger der Aspekt des Alleinseins als vielmehr der Aspekt des »Sich-alleine-Fühlens« beziehungsweise des »Alleingelassen-Werdens« gemeint. Meine Frage an die Krebspatienten, ob es Situationen in ihrem Leben gegeben hätte, wo sie sich sehr alleine beziehungsweise allein gelassen gefühlt hätten, wurde von den meisten bejaht. Das allein macht jedoch nicht die Brisanz dieses Themas aus, denn die Frage für sich kann sicherlich jeder bejahen (Wer hat sich noch nicht irgendwann einmal alleine gefühlt?). Doch die Bedeutung für das Leben der einzelnen wird sehr unterschiedlich sein, und nicht alle werden damit eine zum Teil jahrelang bestehende ausweglose Situation verbinden. Ausweglosigkeit und Hoffnungslosigkeit zusammen mit dem Gefühl von Isolation sind jedoch ein wichtiger Aspekt, den wir in der Vorgeschichte zur Krebserkrankung finden.

Über die oben erwähnte Frage ergab sich relativ rasch ein direkter Einstieg zu ganz wichtigen Geschehnissen im Leben der Patienten. Die Kette der Ereignisse, bei denen der

Patient sich allein gelassen gefühlt hatte, ging nicht selten bis in die Kindheit zurück.

In ähnlicher Form schilderte es mir ein Patient, der als freiwilliger Helfer schwerkranke Krebspatienten im Krankenhaus besucht: »Ich war völlig verblüfft über die Reaktion der Patienten. Ich mußte sie nur fragen, ob sie sich allein oder allein gelassen fühlten, dann brachen schon die ganzen angestauten Gedanken und Gefühle aus ihnen heraus und die Geschichte eines Lebens voller Isolation. Eine echte Kommunikation scheint im Leben dieser Menschen kaum oder selten stattgefunden zu haben. Und so liegen einige dann bewegungs- und damit kommunikationsunfähig in ihrem Bett und müssen den Fernseher laufen lassen, weil sie den ›Aus‹-Knopf nicht mehr bedienen können. Es ist eine bittere Ironie, daß die angeblichen Mittel zur Kommunikationsverbesserung (Telefon, Fernsehen, Medien) genau das Gegenteil zu bewirken scheinen. Es werden zwar Informationen vermittelt, aber die Vereinsamung der Menschen nimmt noch zu. Dient der Fortschritt bei der Entwicklung der Kommunikations-Mittel wirklich einer Verbesserung der Kommunikation oder nur einer materiellen Fortentwicklung? Dann wären die angeblich verbindenden Kommunikationsmittel in Wirklichkeit etwas Trennendes.«

Natürlich war ich gespannt, was geschehen würde, wenn aufgrund solcher Gespräche die Patienten »Dampf ablassen« konnten.

Ich erinnere mich an das Beispiel einer Patientin mit Brustkrebs, bei der eines Tages ein Knoten am Hals auftauchte. Kurz zuvor war die Großmutter verstorben, an der die Patientin hing. Sie fühlte sich allein gelassen. Nachdem wir dieses Ereignis vollständig aufgearbeitet hatten und insbesondere die Trauer durch Tränen verarbeitet wurde, ging der Krebsknoten am Hals eindeutig zurück. Ich hatte damit einen ersten Hinweis dafür, daß konkrete Begebenheiten und deren emotionale Verarbeitung mit dem Rückgang eines Krebsknotens verbunden sein konnten.

Leider ging meine Erwartung auf schnelle Besserung auch der übrigen Krebserkrankung nicht in Erfüllung. Offensichtlich war die gesamte Problematik viel zu komplex und mein Verständnis noch zu gering. Dennoch war es ein erster Hinweis darauf, auf der richtigen Spur zu sein.

Daß das Thema Krebs mit dem Themenkomplex »Allein« in Zusammenhang steht, konnte ich auch bei jenen Patienten nachweisen, die unter einer scheinbar unbegründeten Krebsangst litten. In gezielten Gesprächen ließ sich herausfinden, daß hinter der Krebsangst die Angst vor dem Alleinsein beziehungsweise dem Allein-gelassen-Werden steckte. War dies erkannt und aufgelöst, so verschwand auch die Krebsangst.

Nun kann ich mich insgesamt, also als ganzer Mensch, allein oder allein gelassen fühlen, diese Empfindung kann sich aber auch nur auf Teilbereiche meines Lebens beziehen. Ich kann mich allein gelassen fühlen in bezug auf die Kindererziehung, auf die Gartenpflege, auf den Streit mit dem Chef, auf die Ordnung in der Wohnung, auf mein Bemühen um den Sportverein. Zusammenfassend gehört also zu dem Themenkreis »sich allein oder allein gelassen fühlen« noch der Aspekt, auf den sich diese Empfindung bezieht, ob es nun kleine bis kleinste Teilbereiche des Lebens sind, oder es mich als ganze Person betrifft.

Bei Patientinnen mit Brustkrebs war der Hauptaspekt, warum sich die Frauen allein fühlten, der weibliche Aspekt ihres Lebens. Da waren jene Frauen, deren Kinder aus dem Hause gingen. Jetzt waren sie als Frau ohne Aufgabe, fühlten sich leer, allein und allein gelassen. Während der Mann jeden Morgen weiterhin zur Arbeit ging, hatte diese Frau für ihr Leben ihre Rolle verloren. Da gab es jene große

Gruppe von Frauen, die von ihrem Mann verlassen wurden oder sich verlassen fühlten, jene Gruppe, für die das Leben mit ihrem Mann unerträglich geworden war und die ihren Mann verlassen hatten. Da war jene Gruppe, die generell und ohne sichtbaren Grund in unerträglicher Spannung (nur durch das Da-Sein) war, oder jene Gruppe, die nach dem Tod des Mannes als Frau keinen Sinn mehr im Leben sah. Immer wieder wird von diesen Frauen ein Verlust an weiblicher Identität empfunden. Es findet sich nur noch Leere oder auch das Gefühl, ein Nichts zu sein, zu einem Nichts gemacht worden zu sein. Das Selbstbewußtsein, das Selbstwertgefühl als Frau, war offensichtlich verlorengegangen.

Bei meinen Beobachtungen fand ich eine ganze Reihe weiterer Aspekte, die mit der Empfindung »allein« unmittelbar oder mittelbar verbunden sind. Zunächst der Aspekt der Hilflosigkeit. Wenn ich mich wirklich alleine fühle, und sei es nur in einem Teilbereich meines Lebens, so kann es naturgemäß in diesem Zusammenhang keine Hilfe geben, denn wenn ich die grundlegende Empfindung habe, daß ich allein bin, dann kann auch niemand da sein, um mir zu helfen. Dieses Gefühl der Hilflosigkeit, der Ausweglosigkeit, wird von Krebspatienten immer wieder geschildert. Wenn wir ihren Leidensweg bis zum Ende beobachten, so können wir diesen Aspekt immer stärker erkennen: Die Patienten sind mehr und mehr allein. Hilfe ist nur anfänglich in Sicht, schließlich haben auch die Mediziner keine Behandlungsmöglichkeiten mehr, und zum Schluß stirbt der Betreffende nicht selten alleine, hilflos und einsam in einem Krankenhauszimmer.

Ein ähnliches Gefühl gibt es auch bei den Angehörigen. Sie schildern fast regelmäßig als die schlimmste Empfindung in Anbetracht eines Krebspatienten, »daß ich so hilflos daneben stehen muß, daß ich alles mit anschauen muß

und das Gefühl habe, nicht helfen zu können«. Die Angehörigen durchleben also auch das Gefühl von Isolation
und Nicht-helfen-können.

Mit der Empfindung »allein« ist ebenfalls der Aspekt der
Hoffnungslosigkeit verbunden. Da ich mich ja allein und
isoliert fühle, gibt es keine Hilfe. Es ist und kann auch einfach niemand da sein, der mir helfen könnte – so meine
Empfindung –, und so gibt es auch keine Hoffnung auf Hilfe, Verbesserung oder Heilung. Dieses Gefühl der Hoffnungslosigkeit befällt fast alle Patienten spätestens dann,
wenn von der medizinischen Seite keine Hilfe mehr in
Aussicht ist. Da zudem die medizinische Hilfe mit der
Hoffnung auf grundsätzliche Heilung verwechselt wird,
erhöht sich diese Prozentzahl, zumindest was die Vorstel-
lungswelt der Patienten angeht, nochmals um einen nicht
geringen Anteil. Dieser Eindruck verstärkt sich weiterhin
durch die Informationen, die über die Medien verbreitet
werden, denn wie soll mir noch jemand helfen können,
wenn es nicht einmal für den berühmten Mr. X oder die bekannte Schauspielerin Hilfe gegeben hat.

Durch die Modellvorstellung, daß die Krebszelle sich wie
ein Einzeller verhält, der mehr und mehr aus der Kommunikation mit dem ganzen Organismus herausgeht, hatte
ich einen konkreten Einstieg in den psychischen Bereich
des Patienten gefunden, da ich über diese symbolhafte
Vorstellung sehr raschen Zugang bekam zu traumatischen
Lebensereignissen. Ein wichtiger Aspekt war dabei die
sinngemäße Empfindung, allein und isoliert zu sein. Wenn
wir diesen Aspekt betrachten, so können wir viele Beobachtungen einordnen, die bereits zahlreiche andere Autoren gemacht haben. Denken wir nur an die Erkenntnisse
von LeShan. Der verzweifelte Patient ist ganz allein (!),
auch wenn er von Freunden und Verwandten umgeben
war. Er verzweifelt nicht »über« etwas, wie das depressive

Patienten gewöhnlich tun, er verzweifelt am »Nichts« (Verlust des Selbst).

Die Krebspatienten erleben, daß sie entweder sie selbst sein können – und damit allein und ungeliebt – oder aber sich selbst aufgeben müssen, um ein anderer zu sein und als solcher geliebt zu werden. Diese beiden Wege erscheinen ihnen als die einzig gangbaren.

Ein Patient sagte zu LeShan: »Das letzte Mal hatte ich noch Hoffnung – und schauen Sie, was passiert ist. Sobald ich meine Abwehrstellung aufgab, wurde ich natürlich wieder im Stich gelassen. Ich werde nie wieder Hoffnung haben. Es ist zuviel für mich. Es ist besser, wenn ich in meinem Schneckenhaus bleibe.«

Claus Bahne Bahnson berichtet über immer wiederkehrende Beobachtungen bei Krebspatienten: die Entwicklung eines Doppellebens, bei dem angepaßte Ich-Handlungen getrennt von gleichzeitigen Gefühlen des Verwundetseins, des Nicht-geliebt-werdens, des Isoliertseins und der Verlassenheit existieren. Bei Krebspatienten bestanden oft ungelöste Spannungen infolge des oft viele Jahre zurückliegenden Todes eines der Eltern oder des Verlustes einer wichtigen Person.

Diese Tatsache könnte bei vielen Menschen Angst auslösen, denn wer hat nicht schon eine gefühlsmäßig wichtige Beziehung verloren oder abgebrochen. Darüber hinaus wird es auch viele geben, die Probleme mit den verstorbenen Eltern hatten. Gefährlich wird es jedoch erst dann, wenn mit diesem Verlust das Ersatz-Ich verlorengegangen ist und damit der gesamte innere Halt. Wichtiger als die vorgegebenen Situationen ist also die innere Reaktion auf die Ereignisse, verbunden mit dem Gefühl von Ausweglosigkeit.

Der Arzt Ryke Geerd Hamer schreibt, daß jeder Krebs (Ausnahmen sind bei ihm die Leukämien) durch allerschwersten, akut-dramatischen und isolativen Konflikt-Erlebnis-Schock entsteht. Der Konflikt-Erlebnis-Inhalt bestimmt die Lokalisation des Krebses im Körper. Der Verlauf des Konfliktes entspricht dem Verlauf der Krebserkrankung.

Wenn ich die Aussagen dieses Kapitels bedenke, sehe ich die Lebensgeschichten vieler Krebspatienten vor mir, jede individuell und unverwechselbar, und dennoch nach einem bestimmten Muster ablaufend. Das Gefühl, allein dazustehen beziehungsweise allein gelassen zu sein, spielt bei diesen Lebensgeschichten eine zentrale Rolle, in vielen Fällen offensichtlich, in anderen Fällen dagegen nach außen hin verborgen, zum Teil sogar für die Patienten selbst. In jedem der von mir untersuchten Fälle konnte dieser Aspekt, der sich facettenreich darstellte und in vielen Varianten auftrat (ich fühle mich allein, keiner mag mich, ich werde im Stich gelassen), herausgefunden werden.

Krebs

Wir haben in den letzten Kapiteln erfahren, daß die Krebszelle am ehesten einem Einzeller entspricht und viele biologische Merkmale der Urzellen (=Einzeller) trägt. Die Entwicklung von einer Normalzelle zur Krebszelle ist verbunden mit dem Verlust einer Vielzahl von Eigenschaften, die symbolisch und auch tatsächlich gesehen etwas mit der Kommunikationsfähigkeit und dem Kommunikationswillen innerhalb des gesamten Organismus zu tun haben. Das Auftreten einer Krebszelle ist meines Erachtens keine Neubildung, sondern ein Rückgriff auf alte genetische Programme aus der Urzeit der Erde. Wir haben damit eine Hypothese zur genetisch bedingten Krebsentstehung gefunden, die auch der Evolution Rechnung trägt!

Andererseits haben wir viel über das Leben jener Menschen erfahren, die an Krebs erkranken, und über das Gefühl, das eine zentrale Bedeutung hat: Einsamkeit, Isolation, Abgelehntsein, Sinnlosigkeit, Allein-gelassen-sein, innere Leere. Doch diese Erkenntnisse reichen noch nicht aus, um das Phänomen der Krebszellentwicklung hinreichend zu erklären, denn viele Menschen haben den Verlust zentraler Beziehungen oder gar den Tod wichtiger Bezugspersonen zu verkraften, und viele Menschen haben sich schon einmal einsam, allein oder allein gelassen gefühlt, ohne an Krebs zu erkranken. Es müssen also noch andere Faktoren hinzukommen, um das Auftreten von Krebs zu bewirken, nämlich Faktoren, die zur inneren Spannung führen.

Spannung entsteht dann, wenn entweder die Lebensform »allein« von mir bewußt oder unbewußt gewählt wurde, ich diesen Beschluß nicht aufhebe und eines Tages einen zweiten Beschluß fasse, der mit dem ersten nicht übereinstimmt, oder ihm sogar entgegengesetzt ist (nämlich in einer Gruppe, zum Beispiel in einer Ehegemeinschaft zu leben). Dann werde ich mehr und mehr unter Spannung geraten: »Ich bin allein – ich lebe aber nicht allein« (zum Thema Lebensform). Ebenso werde ich unter Spannung geraten, wenn ich beschließe: »Ich will nicht allein sein«, denn entsprechend der weiter oben beschriebenen geistigen Gesetzmäßigkeiten kann ein Nicht-Zustand nicht geschaffen werden. Statt dessen wird der Gedanke »Ich will nicht allein sein« immer mehr den Zustand »Ich bin allein – und das will ich nicht« bewirken oder zur Folge haben. Ebenso werde ich auch unter Spannung geraten, wenn ich beschließe, in einer Gruppe zu leben, zum Beispiel in einer Partnerschaft, mir dies aber aus irgendwelchen Gründen einfach nicht gelingt.

Die Spannung, in die ich unter all diesen Umständen gerate, ließe sich am ehesten mit dem Satz umschreiben: »Ich fühle mich allein.« Je häufiger ich also in den Spannungszustand »allein – nicht allein« gerate, um so mehr wird dieses Gefühl von Alleinsein, dieses Isolationsempfinden intensiviert, um so stärker wird die damit verbundene Energie.

Entsprechend den drei Signalebenen werde ich diese Energie zunächst als Empfindung verspüren, nämlich als Empfindung von allein, einsam, isoliert oder mit anderen Worten ausgedrückt: »Ich gehöre nicht dazu«, »ich fühle mich ausgeschlossen«, »ich stehe abseits«, »keiner mag mich«. Mit der Zunahme dieser Energie werde ich zunächst unsicher und unruhig, dann abwehrend und aggressiv, schließlich traurig bis hin zu Depression oder Apathie. Wenn ich auf meine Empfindungen achte, habe ich in all diesen Phasen die Gelegenheit, auf die dahinter stehenden entgegengesetzten Programme zu kommen. Auch wenn dies nicht gelingt, so hätte ich doch immer noch die Chance, meine Gefühle auszudramatisieren, nämlich in Handlung umzusetzen durch Wut, Ärger oder Trauer. Ich könnte auch »Dampf ablassen«, indem ich mit Freunden oder Bekannten über diese Gefühle spreche.

Achte ich nicht auf die Signale meiner Empfindungen durch Ignorieren, Verdrängen, Nicht-wahr-haben-wollen, Darüber-hinweggehen, so habe ich auch keine Chance, den Grundkonflikt, in dem ich mich bereits befinde, zu erkennen. Sind außerdem meine Mechanismen des Dampfablassens, des Ausdramatisierens, des Darübersprechens aus irgendeinem Grunde blockiert, so wird das Energieniveau des Isolationsempfindens immer mehr ansteigen. An dieser Stelle können wir jetzt mit LeShan fragen: »Aber wie sollte der gefühlsmäßige Zustand einer Person einzelne Zellen dazu bringen, ihr normales Wachstum zu verändern und bösartig zu werden?« Um dies verstehen und beantworten zu können, müssen wir uns das oben beschriebene Energiemodell wieder vor Augen halten: Das Ich produziert (bewußt oder unbewußt) Gedanken, Vorstellungen und Empfindungen, die in Handlungen oder Worte übersetzt werden können und schließlich bis zur Erscheinungsform der Materie führen können. Vom Substrat her handelt es sich lediglich um eine Energieumwandlung bei gleichbleibendem Informationsgehalt (siehe Beispiel Fieber, S. 57 f.).

An dieser Stelle muß ich noch einmal auf den Bereich der Gene zurückkommen. Die Gene beinhalten die Information des gesamten Erbgutes mit den Fähigkeiten zum Bau eines gesamten Organismus, zum Beispiel des Menschen. Die Gene bestehen aus DNS und liegen aufeinandergereiht in den Chromosomen. Das Substrat, aus dem die Gene aufgebaut sind, sind Moleküle, also chemische Substanzen. Wir haben hier die Chemie als Informationsträger. Diese spezielle Energieform können wir in Worte umsetzen (transformieren). Jemand hat mir einmal gesagt, daß, wenn man die Information, die sämtliche Gene beinhalten, niederschreiben würde, dies tausend Bücher mit je tausend Seiten ergeben würde. Wohl gemerkt – diese gesamte Information ist im Zellkern einer jeden Zelle, also in mikroskopischer Größe, vorhanden, beim Menschen also 10^{14}mal.

Nehmen wir an, über das mächtig aufgeladene Energiegebilde mit dem Informationsinhalt »Isolationsempfinden« würden jene Gene beziehungsweise Gengruppe in Resonanz versetzt, die die normale Zelle zur Krebszelle (analog der Urzelle = Einzeller) werden lassen. Dann hätten wir die oben gestellte Frage von LeShan beantwortet: Das auf die Körperebene verdrängte, hoch aufgeladene Energiegebilde »Isolationsempfinden« hätte jene Gene aktiviert beziehungsweise ihre Repressor-Gene blockiert, die die Zelle zur Krebszelle = Einzeller werden lassen.

Dies ist ein faszinierender Gedanke, der sich zum jetzigen Zeitpunkt allerdings jeder direkten naturwissenschaftlichen Überprüfung entzieht. Dennoch – ganz gleich, ob sich diese Modellvorstellung eines Tages bewahrheiten sollte oder auch nicht – es läßt sich gut mit ihr arbeiten: Wenn es uns gelingen sollte, das beim Menschen bewußt oder unbewußt vorhandene Isolationsempfinden aufzuspüren und den dahinter befindlichen Konflikt aufzudecken und »zu entschärfen«, so müßte sich der Krebs zurückbilden, da er nunmehr keinen »Energienachschub« hat, um über Resonanz die Gene zu veranlassen, das Produkt Krebszelle weiterhin hervorzubringen. Denken wir nur an die Arbeit von David Spiegel. Er war mittels Psychotherapie auf die Aspekte von Hilflosigkeit, Hoffnungslosigkeit und die Wiedereingliederung in eine Gruppe eingegangen und hatte frappierende Erfolge erzielt.

An dieser Stelle möchte ich in etwas veränderter Form auf ein früheres Beispiel (S. 161 f.) zurückkommen:

Eine Frau ist seit etwa zwanzig Jahren verheiratet. Im Laufe der Zeit erkennt sie, daß sie mit ihrem Mann nicht reden kann (Programm: Ich kann mit meinem Mann nicht sprechen). Das Ergebnis ist, daß sie tatsächlich immer weniger mit ihrem Mann verbal kommuniziert. Sie fühlt sich jetzt in dieser Ehe sehr allein. Sie faßt darauf den Beschluß: Ich gehe weg (Spannung: Ich bin allein – ich gehe weg). Zunächst versucht sie, diesen Beschluß bei formal weiterbestehender Ehe durchzuführen. Sie nimmt sich einen Liebhaber. Mit diesem wird sie von ihrem Mann erwischt, der sie jetzt vor eine Entscheidung stellt. In dieser schockähnlichen Situation unterwirft sie sich dem Willen ihres Mannes und geht gehorsam wieder mit nach Hause (Programm: Ich bleibe da). Jetzt haben wir zum Thema

Ehegemeinschaft zwei entgegengesetzte Programme: »Ich gehe weg – ich bleibe da« und: »ich lebe in einer Ehe – aber ich fühle mich allein«. Die Möglichkeit der Entlastung durch Sprechen, durch verbales Kommunizieren, war bereits früher durch das entsprechende Programm blockiert. Die Möglichkeit des tatsächlichen Weggehens entfällt, nachdem sie sich dem Willen ihres Mannes unterworfen hat. Hinzu kommt die bittere Erfahrung, daß sie durch den Liebhaber keine Unterstützung bekommen hat (Programm: Keiner hilft mir). Jetzt erscheint ihr die Situation ausweglos. Diese Frau ist in einem scheinbar unauflöslichen Spannungsfeld gefangen, in einem Spannungsfeld, das sie selbst durch ihre Beschlüsse herbeigeführt hat. Diese Frau bekommt Krebs. In diesem Falle finden wir also alle Elemente, die offenbar zu dieser Krankheit führen: Das Konfliktpaar allein/nicht allein, das Nicht-ausdramatisieren-können von Empfindungen (LeShan: Diese Menschen sind im allgemeinen unfähig, Wut, Ärger oder sonstige negative Gefühle auszudrücken), die Ausweglosigkeit und schließlich die Hoffnungslosigkeit, man könnte durch Handlungen sein Problem, seinen Konflikt lösen.

Wir können uns jetzt an eine neue Definition von Krebskrankheit und Krebsentstehung wagen:

Krebs ist das auf die Körperebene verdrängte, aktivierte, sinngemäß zu verstehende Programm: »Ich fühle mich allein oder allein gelassen«. Dieses innerlich bewußte oder nicht bewußte Isolationsempfinden, für das es scheinbar keinen Ausweg gibt, löst mittels Resonanz mehr oder weniger vollständig das Programm »Einzeller« aus.

Doch es gibt noch mehr dazu zu sagen. Aus diesem Grunde möchte ich jetzt die Aufmerksamkeit auf das Konfliktpaar »allein/nicht allein« lenken. Grundsätzlich kann es auf drei verschiedene Arten zu einem solchen Konflikt (= Spannungszustand) kommen:

*1. Konflikt: Ich möchte oder muß alles alleine machen –
aber ich schaffe es nicht mehr.*

In dieser Gruppe finden sich jene Menschen, die oft das Gefühl haben, daß sie »alles alleine schaffen« müßten. Dies sind im allgemeinen sehr starke Persönlichkeiten, da ja auch das Programm »ich muß alles alleine machen« sie dazu zwingt. Zu dieser Gruppe gehören Menschen wie der römische Kaiser Diokletian (Kehlkopfkrebs), Papst Innozenz VIII. (Magenkrebs), Napoleon Bonaparte (Magenkrebs – nachdem er in die Verbannung geschickt wurde, also nicht mehr alles allein machen konnte), Kaiser Friedrich III., der 99-Tage-Kaiser (Kehlkopfkrebs), Mildred Scheel (Darmkrebs), John Wayne (Lungenkrebs), Ronald Reagan (Darmkrebs), Jackie Onassis (Lymphdrüsenkrebs) und viele mehr. Wir finden in dieser Gruppe auch jene scheinbar starken Persönlichkeiten, die selbst dann noch alle Belastungen auf sich nehmen, nachdem sie bereits erkrankt sind.

Bei all diesen Menschen scheint es dann zu »knallen« (in Form einer Implosion), wenn sie merken, daß sie eben nicht mehr alles alleine schaffen, wie ihr inneres Programm es ihnen befiehlt. Diese Menschen werden bei der Frage, ob sie sich allein oder allein gelassen fühlen, nur verständnislos dreinschauen. Hier wird eher die Frage zum Ziel führen: »Gibt es einen Konflikt, der Ihnen unlösbar (ausweglos) scheint, bei dem Sie sich hilflos und allein gelassen fühlen?« Mit dieser Frage konnte ich kürzlich einer Frau weiterhelfen, die mit etwa sechzig Jahren Eierstockkrebs bekommen hatte. Trotz der üblichen medizinischen Therapien (Operation, Strahlentherapie, Zytostatika-Therapie) war der Krebs wieder gekommen. Als ich sie das erste Mal sah, war sie in einem sehr schlechten Allgemeinzustand, konnte kaum noch Treppen steigen und hatte den Bauch voller Wasser.

Durch meine Frage wurde ihre Aufmerksamkeit sofort auf einen massiven Konflikt mit einer Kollegin gelenkt, der für sie unlösbar schien und bei dem sie sich allein gelassen fühlte. Sie schaffte es erstaunlicherweise, diesen inneren Konflikt aufzulösen und mit jener Kollegin inneren Frieden zu schließen. Die unverändert durchgeführte Zytostatika-Therapie brachte jetzt überraschenden Erfolg. Bei ihrem letzten Besuch nur drei Monate später war sie kaum wiederzuerkennen, so gut ging es ihr inzwischen.

2. *Konflikt: Ich bin allein – aber ich möchte nicht mehr allein sein.*

Bei dieser Gruppe handelt es sich um einen ganz anderen Persönlichkeitstyp. Dieser Mensch erlebt, zumeist bereits in früher Kindheit oder Jugend, eine schwere Kränkung seiner selbst (einmalig, mehrmalig oder sehr häufig). Er empfindet daraufhin sein Leben als nicht lebenswert oder sich selbst als nicht liebenswert, als abgelehnt oder allein gelassen, als ständig (durch andere) verletzt. Es erscheint ihm, daß er als »er selbst« nicht überleben kann. Daraufhin verdrängt er das eigentliche Selbst, sperrt es ab oder gibt es auf (das alles sind Vorstellungen und Programme, durch die dieses geschieht). Ein Leben aus sich selbst ist somit für ihn unmöglich geworden. Er findet damit auch keinen Halt mehr in sich selbst und ist von seinem eigentlichen Wesen abgeschnitten. Im übertragenen Sinne könnte man sagen: Er hat sich selbst allein gelassen.

Da kein Mensch ohne ein Ich, eine Persönlichkeit leben kann, wird ein Ersatz-Ich gesucht oder gebildet. Das kann eine Rolle sein, die Rolle als liebende Ehefrau, als guter Vater, als erfolgreicher Geschäftsmann und so weiter. Es kann auch durch eine Identifizierung, also durch den Zusammenschluß mit einem anderen Ich geschehen, zumeist über den dann erwählten Partner. Nach Claus Bahne Bahnson ergibt sich damit die Entwicklung eines Doppellebens oder eines Doppel-Selbst, in dem realistische und angepaßte Ich-Operationen getrennt vom Gefühl des Verwundetseins, des Nicht-geliebt-werdens, des Isoliertseins und der Verlassenheit existieren. Der Mensch ist damit im wörtlichen Sinne ver-2-felt.

Ein Ersatz-Ich, als Rollenspiel oder Identifikation erlebt, gibt jedoch keinen festen inneren Halt. Aus diesem Grunde muß die Rolle oder die Identifikation um jeden Preis aufrecht erhalten, also gestützt werden. Das führt zu dem bekannten Phänomen des »Es-allen-recht-machen-Wollens«, ebenso zu dem Phänomen des Unterdrückens negativer Gefühle wie Haß, Wut, Zorn, Aggression, da ein Ausleben dieser Gefühle die Rolle oder Identifikation gefährden könnte. Es führt auch zu dem häufigen Gefühl des Sich-nicht-wehren-könnens. »Sich wehren« kann sich nur jemand, der ein »We(h)r«, also ein Ich-Selbst ist. Wird diese Position aufgegeben, so entsteht leicht das Gefühl, sich nicht wehren zu können, da es sich ja schließlich nicht um das Ich-Selbst, sondern nur um die Verteidigung einer Rolle oder Identifikation handelt. Eine solche Position kann ich durchaus verlieren, da sie nur künstlich geschaffen ist. Wir hätten damit eine Erklärung für die Beschreibung anderer Autoren, die Krebspatienten als ängstliche, überkontrollierte, fest verteidigte Persönlichkeiten erleben, die ihre Spannungen nicht in motorische oder verbale Aktivitäten umzusetzen vermögen. Diese Menschen scheinen unwillig zu sein, die eigenen Gefühle und Reaktionen kennenzulernen. Sie verneinen oder leugnen ihre Gefühle, haben eine glatte Fassade und ein sehr gutes, aber unpersönliches Anpassungsvermögen an die Realität, was jedoch viele negative Folgen hat: Sie unterdrücken ihre eigenen Wünsche und Sehnsüchte mehr oder weniger stark und haben immer das Gefühl, daß sie sich selber aufgeben und etwas anderes werden müßten, um dafür etwas zu gewinnen, das ihrem Leben Sinn geben würde. Dies ist nur ein kleiner Auszug aus einer Vielzahl ähnlicher Beobachtungen.

Die Verteidigung des Ersatz-Ich mit all ihren negativen Auswirkungen führt bereits zu einer erheblichen Anspannung, da es das Verleugnen unseres Selbst beinhaltet. Wir sind also nie innerlich gefestigt, sondern befinden uns auf schwankendem Boden, auf dem Boden eines unnatürlichen Zustands.

Solange Rolle oder Identifikation halten, solange werden wir mit der inneren Anspannung umgehen können, ja sogar eine gewisse Stärke haben. Da das Empfinden, Denken, Sprechen und Handeln über ein Ersatz-Ich erfolgt, sind derartige Menschen sogar weniger krankheitsanfällig als andere, bis es eben »knallt«. Es ist eine bekannte Tatsache, daß die meisten Krebspatienten bis zum Ausbruch ihrer Erkrankung erstaunlich wenig krank waren. Sie haben insbesondere sehr selten Fieber. Dies könnte ein Hinweis für die Ausweglosigkeit sein, in der sie sich scheinbar befinden. Warum? Wir haben erfahren, daß dem Fieber der innere, unbewußte Wunsch nach Weite vorausgeht. Bei Krebspatienten dagegen finden wir das Gefühl von Ausweglosigkeit und Enge.

Mit dem Verlust des Ersatz-Ich ändert sich die Situation jedoch entscheidend. Dieser Verlust kann zum Beispiel durch Tod des Partners (Identifikation), durch Weggang der Kinder aus dem Haus nach der Schulreife (Rolle) oder Verlust der erfolgreichen Berufsrolle auftreten. Da das eigentliche Selbst abgesperrt ist (durch die entsprechenden Programme), fällt der Mensch, der sein Ersatz-Ich verloren hat, buchstäblich ins Nichts. Dies berichten fast alle Krebspatienten: »Ich war wie gelähmt, fiel in ein schwarzes Loch, der Boden verschwand unter meinen Füßen, in mir war nur noch eine große Leere«. Dieser Mensch findet keinen inneren Halt mehr. Jetzt ist er vollständig allein, getrennt von seinem eigentlichen Selbst, ein Zustand, den LeShan Selbstentfremdung nennt.

Mit dem Sturz ins Nichts, mit diesem extremen Isolationsempfinden kann das Krebswachstum beginnen. Lassen Sie mich ein Bild gebrauchen, um diesen Zustand der Isolation plastisch zu schildern: Auf der Erde hat ein Atomkrieg stattgefunden. Nur ein einzelner hat – ohne es zu wissen – in seinem Atombunker überlebt. Nach Ende des Krieges kommt er heraus und findet nur Trümmer und Zerstörung. Er sucht nach weiteren Überlebenden und findet niemanden. Er sucht und sucht und findet trotzdem auf der ganzen Erde kein einziges Lebewesen mehr. Das Erleben dieses Augenblicks könnte vielleicht ein annäherndes Bild für das innerlich erlebte Isolationsempfinden bei Krebspatienten sein. Dies vermittelt ein Gefühl für die ungeheure Energiemenge, die sich nicht nach außen entladen kann, sondern sich nach innen gegen den Körper wendet.

Wenn wir diese grobe Skizzierung der Entwicklung bis hin zu einer körperlich manifestierten Krebserkrankung anschauen, so erstaunt uns nicht die Vielfalt der Erscheinungsformen. Uns überrascht auch nicht der äußerst variable zeitliche Ablauf der Krebskrankheit. Ebensowenig, wie wir zwei identische Lebensläufe finden, werden wir zwei gleichartige Krebskrankheiten finden. Deshalb möchte ich auch warnen vor dogmatischen Ableitungen dieser Erkenntnisse. Es gilt immer wieder, das einzelne Individuum zu betrachten und mit ihm ganz individuell die inneren Verflechtungen aufzuklären.

3. Konflikt: Ich möchte nicht allein sein (enthält den Widerspruch wie beschrieben in sich). Das Programm »Ich möchte nicht alleine sein« stellt lediglich eine Variante zum zweiten Konfliktpaar dar.

Ein weiterer wichtiger Aspekt bei Krebs ist die Organmanifestation. Diese scheint den Konfliktinhalten zu entsprechen. Beim Brustkrebs ist dies der weibliche Aspekt der Frau. Der Konflikt findet sich vornehmlich in der Auseinandersetzung mit dem Mann, den Kindern oder den Eltern (insbesondere der Mutter). Hierzu paßt auch die Beobachtung, daß bei einem Konflikt mit dem Partner meist die rechte Brust betroffen wird, bei einem Konflikt mit Kindern oder Eltern meist die linke Brust (bei Rechtshändern). Doch auch hier darf nicht verallgemeinert werden.

Die Wachstumsschnelligkeit eines Tumors scheint proportional zur Stärke und Dauer des Konfliktes zu stehen, ebenso zur Verarbeitungsfähigkeit des einzelnen Menschen. Die Zeit bis zum Erkennen kann nur einige wenige Wochen betragen bis hin zu vielen Jahren. Das schnellste Krebswachstum, das mir bekannt ist, war bei einer relativ jungen Frau das nachweisliche Wachstum eines Blasenkrebses von kaum sichtbar bis zu vierzehn Zentimetern Durchmesser innerhalb von drei (!) Wochen. Über die Hintergründe dieses Ereignisses erfuhr ich später durch die Tochter: Die Mutter hatte eine Fehlgeburt erlitten (schwerer Verlust).

Von einem ähnlich schnellen Wachstum erfuhr ich durch die Erzählung eines Kollegen. Wenige Monate zuvor war ein Freund mit einem Lungentumor ganz überraschend und relativ jung gestorben. Dieser Tumor war laut Röntgenbild innerhalb von drei Wochen um fünf Zentimeter im Durchmesser gewachsen. Als ich nach einem Konflikt im Leben dieses Menschen fragte, erfuhr ich folgendes: Ein halbes Jahr zuvor war der beste Freund dieses Patienten gestorben. Danach war ihm das Leben sinnlos vorgekommen (trotz glücklicher Ehe mit drei Kindern). Die Tatsache seiner Krebserkrankung hatte er völlig gleichmütig aufgenommen.

Die Krebskrankheit ist ein – unbewußtes – Produkt des Ich,

sie ist nichts Fremdes. Übertragen auf die körperliche Ebene wird dadurch auch verständlich, daß es keine Abwehr gegen Krebszellen oder den Krebs gibt. Das von vielen beobachtete vorübergehende Auftreten einzelner Krebszellen (pro Tag angeblich bis zu zweihunderttausend) sowie die Rückbildung dieses Phänomens dürfte durch eine nur vorübergehende, ganz kurzfristige Aktivierung des entsprechenden Programms oder der Programmkomplexe zustandegekommen sein.

Durch die in diesem Kapitel beschriebene neue Definition von Krebskrankheit und Krebsentstehung sind die bisher beobachteten, sowohl psychischen wie rein körperlich auftretenden Phänomene erklärbar. Es ist damit ein sehr umfassendes gedankliches Vorstellungsmodell, dem ein wichtiger Aspekt noch fehlt: das erfolgreiche Umsetzen bei der Behandlung.

Krebs ist Rückzug aus der Kommunikation

Wir haben festgestellt, daß Krebszellen sich aus der Kommunikation mit den übrigen Körperzellen und dem ganzen Organismus mehr und mehr zurückziehen. Sie fühlen sich nicht mehr als Teil des Ganzen. Ein ähnliches Muster finden wir bei vielen Krebspatienten. Irgendwie hat es erhebliche Probleme bei der Kommunikation gegeben. Frau H. war zwanzig Jahre lang verheiratet. Sie merkte zunehmend, daß sie mit ihrem Partner nicht zurechtkam. Sie empfand, daß er sie nicht respektierte, daß er nur seinen eigenen Willen durchsetzen wollte. Als besonders arg empfand sie dies im Spannungsfeld Mann – Frau. Hier fühlte sie sich erniedrigt, nicht berücksichtigt. Innerlich zog sie sich immer mehr aus der Kommunikation zurück. Sie blieb in der Ehe, also in der gleichen äußeren Lebensform, wider ihre eigene Empfindung. Sie hatte Angst davor, allein zu sein. Sie befand sich also lange in dem Spannungsfeld, »allein gelassen« zu sein. Eines Tages bekam sie Brustkrebs. Sie wurde erfolgreich behandelt und vollzog jetzt den Schritt, den sie seit langem als richtig empfunden hatte: Sie trennte sich von ihrem Mann. Da sie sich einerseits schon innerhalb der Ehe alleine fühlte, andererseits aber Angst davor hatte, alleine zu sein, war auch jetzt noch dieser Schritt für sie mit Trauer, starken inneren Kämpfen und Schmerzen verbunden.

Frau F. fühlte sich durch ihren Mann ausgenutzt und nicht beachtet. Als sie eines Tages diese seelischen Schmerzen nicht mehr ertrug, trennte sie sich äußerlich von ihrem Mann. Jetzt war sie allein, was sie jedoch nie gewollt und wovor sie insgeheim auch große Angst hatte. Sie bekam Brustkrebs. Der Verlust einer Brust war für sie gleichbedeutend mit dem Verlust ihrer Weiblichkeit. Die Kommunikationsfähigkeit zu Männern war für sie damit vollständig abgeschnitten. Jeder Versuch, diese Kommunikation wieder aufzubauen, scheiterte über kurz oder lang. Bei jedem Versuch einer erneuten Annäherung kam bald der Rückzug. Einmal sagte sie mir: »Wenn ich noch einmal einen Mann lieben sollte, wäre das mein Tod.«

Ich erinnere mich an jene Patientin, bei der der Krebs genau in dem Moment begann, da sie in Todesangst um ihren Mann war. Sie hatte Angst, plötzlich allein dazustehen und es eben alleine nicht zu schaffen.

Wenn wir uns mit Krebspatienten in fortgeschrittenem Stadium unterhalten, so hören wir nicht selten, daß »alles so sinnlos« geworden sei. Was bedeutet dies, der Sinn des Lebens oder die Sinnlosigkeit?

Wenn wir an das Wort Sinn oder Sinne denken, können wir dies gleichsetzen mit Kommunikationskanal. Wir ken-

109

nen zunächst die fünf Sinne, nämlich Sehen, Hören, Riechen, Fühlen, Schmecken. Über diese fünf Sinne (=Kommunikationskanäle) nehmen wir unsere Umwelt wahr. Doch es gibt noch viele weitere Kommunikationskanäle zu anderen Menschen, zur Natur, zum ganzen Kosmos. Denken wir nur an einige wesentliche, gut bekannte Kommunikationskanäle: Mimik, Gestik, Bewegung, Körperrhythmus, Denken, Sprechen und so weiter. Wenn wir vom Sinn des Lebens sprechen, so sprechen wir auch von Kommunikationskanälen. Sinn ist dann gegeben, wenn ich einen Kommunikationskanal zum Mitmenschen, zur Natur oder zum ganzen Universum geöffnet habe. Kommunikation ist also ein notwendiger und wichtiger Faktor des Lebens.

Umgekehrt besteht die Sinnlosigkeit darin, daß ich die Sinne (=Kommunikationskanäle) nach und nach verliere oder aufgebe, bis schließlich kein Sinn mehr übrig bleibt. Dann ist alles sinn-los geworden, dann bin ich vollständig auf mich selbst zurückgeworfen, dann habe ich mich vollständig zurückgezogen, dann bin ich im wahrsten Sinne des Wortes allein und werde mich auch entsprechend fühlen, nämlich allein und hilflos. Dieser Vorgang kann für den ganzen Menschen gelten oder nur für Bereiche oder Teilbereiche seines Lebens. Hat er in bezug auf diese Bereiche die Kommunikation aufgegeben, so wird er auch nicht mehr darüber sprechen können. Das Thema ist für ihn »gestorben«. Damit ist auch ein Stück von ihm selbst »gestorben«, ein Stück von ihm selbst isoliert, er fühlt sich allein und allein gelassen. Hieraus ergibt sich die Ausweglosigkeit der Situation, zumindest für diesen Teilbereich des Lebens.

Die Empfindung von »allein/allein gelassen«, diese mächtige Energieform hat ihre Auswirkungen. Alles, was ich bisher an Informationen über die Krebskrankheit und ihren

Verlauf sammeln konnte, deutet auf diese Auswirkungen hin: Krebs ist Rückzug.

Gegen einen vorübergehenden Rückzug aus der Kommunikation ist sicherlich nichts einzuwenden. Wenn wir unter starken Druck geraten und uns selbst eine Ruhepause verordnen, eine Phase der Besinnung, der Neuordnung und Neubewertung, das alles kann in Ruhe besser geschehen und führt zu einem besseren Ergebnis. Ein solcher Rückzug wird nur vorübergehend sein. Dann werden wir vielleicht Dinge ändern, die zu ändern sind, und anschließend die Kommunikation zur Umwelt erneut aufnehmen.

Wenn wir uns jedoch unwiderruflich aus der Kommunikation mit dem Leben zurückziehen, so werden wir auch den Sinn des Lebens verlieren. Das wird oft nicht mit einem Schritt geschehen, sondern in vielen Schritten verlaufen. Vielleicht wird zunächst die Kommunikation nur zu einer Person eingeschränkt und aufgehoben. Natürlich haben wir eine Begründung dafür, eine Rechtfertigung, warum wir mit dem Verwandten oder dem ehemaligen Freund nicht mehr kommunizieren, warum wir viele Dinge nicht mehr hören, andere nicht mehr sehen wollen. Fast immer ist es ein Schmerz, eine Enttäuschung, die uns zum Rückzug bewegt. Dies betonen auch viele Krebspatienten: Sie haben Angst vor erneuter Nähe zu einem Partner, erneut verletzt zu werden. Auf den ersten Blick erscheint das wohlbegründet. Es wird dann problematisch, wenn wir nicht unseren Anteil bei dem Geschehen erkennen. Das, was wir dazu beigetragen haben, daß es so weit gekommen ist. Dann erst können wir diesen Prozeß umkehren.

Viele Krankheiten, zum Beispiel eine einfache Grippe mit hohem Fieber, führen ebenfalls zum zwangsweisen Zurückziehen. Wenn wir beobachten, was genau geschehen ist, bevor wir krank geworden sind, wenn wir die Dinge in

Ruhe überlegen, so werden wir vieles erkennen, auch warum uns die Kommunikation mit der Umwelt krank gemacht hat. Erkennen wir unseren Anteil und können dies ändern, so werden wir gestärkt weiterleben.

Ganz anders ist es bei dem scheinbar unwiderruflichen Rückzug. Ein solcher Rückzug kann leicht durch einen in tiefer Mißstimmung gemachten Beschluß erfolgen, wie zum Beispiel: Ich hasse meine Mutter, ich will sie nie mehr sehen. Solche Beschlüsse haben Folgen, da sie uns von den anderen Menschen trennen. Da sie uns schon nach kurzer Zeit nicht mehr bewußt sind und wir nur die Auswirkungen zu spüren bekommen, beginnen wir Ursache und Wirkung zu verwechseln. Dann weisen wir der Umwelt die Schuld zu, rechtfertigen unser Verhalten und beginnen somit, uns aus dem Leben zurückzuziehen. Das ist eine gefährliche Sache. Sie führt zum Verlust unserer Kommunikationskanäle, zum Verlust der Sinne. Zum Schluß sagen wir dann: Unser Leben hat seinen Sinn verloren, und wir haben sogar recht mit dieser Aussage. Dann fühlen wir uns hilflos und hoffnungslos, einsam, allein und isoliert. Unter diesem Aspekt ist die Krankheit Krebs in der Tat erschreckend, da sich mit diesem Wort zunächst innerer Rückzug verbindet und später infolge der körperlichen Erkrankung auch der äußere Rückzug – und zwar aus dem Leben.

Wie bereits erwähnt, leben (inzwischen) dreißig Prozent der Krebspatienten vollständig allein. Die restlichen siebzig Prozent leben innerhalb einer kleineren oder größeren Gemeinschaft. Bei einem sehr geringen Anteil dieser Gruppe gelingt ein ideales Zusammenleben. Die Kommunikation mit dem Ehepartner reißt nicht ab, sondern besteht vertrauensvoll und offen weiter. Die Schwierigkeiten werden gemeinsam getragen, die Belastungen, Sorgen und Nöte gemeinsam ertragen. Diese Gruppe läßt sich gemeinsam vom Arzt informieren, bespricht alles gemeinsam und fällt auch die Entscheidungen gemeinsam. Das ist eine ideale Konstellation, die nur in wenigen Fällen in dieser Form vorhanden ist. Dennoch wird auch bei dieser idealen Situation die Krankheit weiter bestehenbleiben, wenn der eigentliche Konflikt, bei dem der Patient sich alleine gelassen fühlt, nicht erkannt und entsprechend bearbeitet wird.

In den meisten Fällen liegt dieses ideale Umfeld nicht vor. Mit der Diagnose Krebs beginnt die Kommunikation erst recht abzubröckeln. Die Informationen werden nicht mehr offen ausgetauscht. Es erfolgen keine offenen Gespräche mehr, und es werden auch keine gemeinsamen Entscheidungen mehr gefällt. In den meisten Fällen weiß der Krebskranke selbst mehr über Diagnose und Prognose, möchte dies dem anderen aber nicht mitteilen, »um ihn nicht zu belasten«. Damit gerät die Kommunikation mehr und mehr ins Stocken und kann sogar völlig zum Erliegen kommen. Was bleibt, ist eine Unterhaltung über völlig belanglose Dinge, ein Herumschleichen »um den heißen Brei«, eine eigentliche Sprachlosigkeit. Das ist ein schrecklicher Zustand.

Ich erinnere mich an ein Ehepaar, wo der Ehemann schwer erkrankte und die Kommunikation in der eben beschriebenen Weise versickerte. In den letzten Monaten vor dem Tod des Ehemannes herrschte Sprachlosigkeit vor, bedingt in erster Linie durch die Angst vor dem drohenden Ende des geliebten Partners. Die Gespräche drehten sich nur noch um Belanglosigkeiten, nicht mehr um das, was die beiden Menschen wirklich bedrückte. Und das nach etwa fünfzig Jahren Ehe.

Die Ehefrau erkrankte etwa ein halbes Jahr später an Krebs. Sie wurde von Tochter und Schwiegersohn liebevoll betreut. Doch auch hier begann der gleiche Verlauf, das Abbröckeln der Kommunikation bis hin zur Sprachlosigkeit. In dieser Situation wurde ich von dem Schwiegersohn zu Hilfe gerufen. Ich führte ein Gespräch mit der Patientin. Dieses Gespräch dauerte etwa vier Stunden. Vier Stunden lang schrie die Frau ihr Leid heraus. Ihr Leid über die Erkrankung des Mannes und über das schreckliche Ende. Sie schrie ihr Leid heraus darüber, daß sie mit ihrem Mann nicht mehr gesprochen hatte, daß sie eigentlich nie erfahren hatte, was in ihm wirklich abgelaufen war. Sie machte sich schwere Vorwürfe, daß sie ihn allein gelassen hätte. Vier Stunden lang saß ich nur da, hörte zu, ergriffen von diesem schrecklichen Leid, das durch den Abbruch der Kommunikation hervorgerufen war. Ich brauchte nur wenige Fragen zu stellen, um der Patientin immer wieder die Gelegenheit zu geben, ihre lange unterdrückten Gedanken und Emotionen loszulassen. Ich muß gestehen, daß ich selbst erschüttert war von dem, was sich da zwischen zwei Menschen abgespielt hatte, die sich fünfzig Jahre lang kannten und sich sehr geliebt hatten. Dennoch war es für mich eine wertvolle Erfahrung, die mir aufzeigte, was geschieht, wenn die Kommunikation abbricht und völlig zum Erliegen kommt. Bei dieser Frau jedenfalls muß angenommen werden, daß ihre eigene Krebserkrankung durch dieses ganze Geschehen, den chronischen Streß, die unterdrückten Emotionen und das unendliche Gefühl von Alleinsein und Isoliertheit hervorgerufen wurde.

Nachdem die Patientin vier Stunden lang die aufgestaute Energie hatte ausdrücken, herausschreien können, trat jenes Phänomen auf, was als »out of the body«-Phänomen bekannt ist. Sie hatte das Gefühl zu schweben, das ganze Zimmer einzunehmen und nicht in ihrem Körper gefangen zu sein. Dies war der Moment einer enormen seelischen Erleichterung.

Anschließend war die Kommunikation mit dieser Frau wieder möglich, auch innerhalb der Familie. Es kam zu vielen Gesprächen aller Angehörigen miteinander, mit der Mutter und unter den Geschwistern. Hierdurch trat eine Ruhe ein, eine fast übernatürliche Gelassenheit. Zwar starb diese Frau wenige Wochen später, doch völlig friedlich und im Beisein ihrer Angehörigen. Der Hausarzt teilte später mit, daß er noch nie einen Menschen mit dieser Ruhe und Würde habe sterben sehen.

Dies ist also ein Beispiel dafür, was geschehen kann, wenn die eigentliche, die innere Kommunikation abreißt. Dies ist der Beginn der inneren Isolierung sowohl des Krebskranken wie auch seines oder seiner Angehörigen. Nicht selten weiß der Krebskranke mehr über Diagnose und Prognose. Manchmal ist es jedoch auch andersherum. Dann hatte der Arzt nicht den Mut, den Krebskranken aufzuklären, sondern hat Diagnose und Prognose nur dem oder den Angehörigen mitgeteilt. Dann hat dieser die wahre Kommunikation abgebrochen, »um den Kranken nicht zu belasten«.

In beiden Fällen kommt es zum gleichen Ergebnis: Die Kommunikation stoppt und bricht ab. Es gibt keinen inneren Informationsaustausch mehr, der nicht unbedingt nur in Worten bestehen müßte. Beide Seiten werden emotional starr und versuchen, sich durch Unverbindlichkeiten und Belanglosigkeiten über die Zeit zu retten. Das ist, wie wir oben gesehen haben, ein schrecklicher Zustand, der seinerseits krank machend sein kann.

Es gibt auch noch jene Fälle, wo die Angehörigen den Arzt beschwören, dem Patienten auf keinen Fall die Diagnose mitzuteilen, weil dieser »es nicht ertragen würde«. Das ist einfach eine Lüge, denn der Patient spürt ohnehin, was mit ihm los ist. Wird mit ihm nicht offen gesprochen, so verschließt er sich noch mehr, verliert auch das letzte Vertrauen in den Arzt und seine Angehörigen, zieht sich mehr und mehr zurück und wird innerlich einsam sterben.

Rückzug aus der Kommunikation ist also ein wesentlicher Faktor für Entstehen und Ausbreiten der Krebserkrankung. Kommunikation heißt daher auch das Zauberwort, der Schlüssel zum Verstehen und auch der Schlüssel zur Behandlung.

Unheilbar?

Die Menschen sind es gewöhnt, ausschließlich auf die körperlichen Dinge zu schauen. Erst bei einer »richtigen« Krankheit, die entweder mit den fünf Sinnen erfaßbar oder durch die medizinischen Meßinstrumente nachweisbar ist, kann eine »richtige« Diagnose gestellt werden.

Diese Sichtweise ist durch die Ausbildung der Ärzte vorgegeben. Es gibt dort keine Lehre der Kommunikation, keine Lehre der exakten Beobachtung und genauen Erfassung der zwischenmenschlichen Aspekte, keine Lehre der Energietransformation oder der nicht körperlichen Ebenen des Menschen.

Meine Ausbildung im Fach Innere Medizin war aus meiner heutigen Sicht außerordentlich begrenzt auf vorwiegend chemische, zum Teil auch physikalische Vorgänge.

Der Patient kommt wegen Beschwerden, es werden körperliche Untersuchungen gemacht und zusätzliche Informationen durch medizinische Meßinstrumente (Labor, Röntgen, EKG und so weiter) erhoben. Die Diagnosestellung ist dann eine Abstraktion. Wenn zum Beispiel jemand hustet, Auswurf hat und vielleicht sogar noch Fieber, so nennen wir dies eine Bronchitis. Dieses Wort ist abgeleitet aus dem Lateinischen und bedeutet Entzündung (-itis) der Bronchien (von Griechisch bronchea = Gabelung, gegabelter Teil der Luftröhre in der Lunge). Nach weiteren Lebensumständen des Patienten wird im allgemeinen nicht mehr gefragt, dies steht allerdings im Ermessen des einzelnen Arztes. Nach der abstrakten Diagnosestellung erfolgt die Gabe eines entsprechenden Medikamentes, so wie der Arzt es gelernt hat.

Die Ausbildung in der Inneren Medizin ist weitgehend auf folgendes reduziert: Erfassung der Symptome, Abstraktion zu einer Bezeichnung, die man auch ein Etikett nennen könnte, am besten in lateinischer Sprache, und schließlich Verordnung eines chemischen, seltener eines pflanzlichen Präparates. Und alles immer »dagegen«: Anti-Biotika, Anti-Hypertonika, Anti-Diabetika, Anti-, Anti-, Anti-... (Ein Medizinlexikon enthält etwa 130 Anti-Begriffe).

Spätestens im niedergelassenen Bereich bemerkt der so ausgebildete Arzt, daß er auf diese Art und Weise nur bei etwa dreißig bis fünfzig Prozent der Patienten Linderung und Besserung erzielen kann. Bei den anderen fünfzig bis siebzig Prozent entzieht sich die Beurteilung der Zusammenhänge seinem Wissensstand. Sicherlich werden viele Ärzte an dieser Stelle weitersuchen und weiterbohren. Dieser Bereich war auch für mich der Beginn einer Suche nach übergeordneten Zusammenhängen.

Ich konnte feststellen, daß der Mensch mehr als sein Körper ist. Somit kann eine körperliche Erkrankung im eigentlichen Wortsinn nicht unheilbar sein. Die Krankheit kann allerdings für die Medizin als unheilbar erscheinen, wenn keine medizinische Hilfe oder Therapie für eben diese Krankheit in diesem Stadium verfügbar scheint.

Gerade im Zusammenhang mit Krebs wird nicht selten das Wort unheilbar gebraucht. Und gerade diese Zusammenhänge sowie die Verknüpfung mit Tod und Leiden sind es, die Menschen in Angst und Schrecken versetzen.

Krebs in einem bestimmten Stadium wird mit »unheilbar« assoziiert, insbesondere durch die Berufsgruppe, die sich professionell damit beschäftigt, nämlich durch die Ärzte. Die Kranken haben dann oft nicht die innere Kraft und Stärke, sich zur Wehr zu setzen und eine eigene Vorstellung zu entwickeln. Sie übernehmen die fremde Vorstellung und beeinflussen damit ihr eigenes Schicksal im negativen Sinne.

Das bisher in diesem Buch vorgetragene Vorstellungsmodell der Krebserkrankung, auf das sich später das Behandlungskonzept aufbauen wird, mag für manche schlüssig erscheinen. Andere werden große Skepsis anmelden und nach Beweisen fragen. Wie läßt sich ein solches Modell beweisen? Sicherlich nur dadurch, daß eine an diesem Modell orientierte Behandlung Erfolge vorzuweisen hat. Zunächst möchte ich einige Beispiele aus der Literatur bringen.

Wir erinnern uns an das Krebskonzept von *Issels*. Durch seine Behandlung konnte Issels bei etwa sechzehn Prozent der als unheilbar eingestuften Patienten eine entscheidende Wende im Krankheitsverlauf herbeiführen und eine, zumindest körperliche, Heilung erzielen. Sein Konzept enthielt eine Vielzahl von Maßnahmen, was er ganzheitliche Behandlung nannte, einschließlich der »Ausschaltung seelischer Dauerbelastungen und psychische Umstimmung«. Gerade diesen Punkt halte ich für den wichtigsten Aspekt der Issels'schen Therapie. Die Patienten kamen aus dem häuslichen Milieu heraus und somit zumindest aus dem äußeren Spannungsfeld. Sie kamen in eine wunderbare Gegend, in eine Klinik in herrlicher landschaftlicher Lage und wurden liebevoll aufgenommen, sowohl vom Pflegepersonal wie von den Ärzten. Sie wurden aufgeklärt in Einzel- und Gruppengesprächen. Es wurde ihnen Hoffnung vermittelt, Hoffnung auf Heilung, dieses so oft zitierte Wort, indem man ihnen ein Behandlungskonzept vorlegte, das Vertrauen erweckte.

Dieser ganze letzte Behandlungskomplex ist meines Erachtens wesentlich für die Heilerfolge bei »unheilbar« kranken Menschen. Und diese Heilerfolge hat es tatsächlich bei Issels gegeben. Zumindest von einem solchen unglaublichen Heilerfolg weiß ich durch den persönlichen Bericht eines Freundes, der selbst Arzt ist.

Vor etwa zehn Jahren machte der Arzt *Ryke Geerd Hamer* mit einem außergewöhnlichen Konzept viele Schlagzeilen in der Presse. Er schreibt, daß jeder Krebs (Ausnahmen sind bei ihm die Leukämien) bei allerschwerstem, akut dramatischem und *isolativem Konflikt-Erlebnis-Schock* entsteht. Der Konflikt-Erlebnis-Inhalt bestimmt die Lokalisation des Krebses im Körper. Der Verlauf des Konfliktes entspricht nach Hamer dem Verlauf der Krebserkrankung im Körper:

»Der Krebstumor im Organ ist lediglich ein Symptom einer Erkrankung im Gehirn – eines sogenannten Feldeinbruchs in einem umschriebenen Bereich des Gehirns –, ausgelöst durch einen dramatischen und isolativen Konflikt-Erlebnis-Schock. Stoppt der Konflikt, dann stoppt auch das Wachstum des Krebstumors am Organ und wird zum eingekapselten, eingeschlafenen oder inaktivierten Karzinom. Der sogenannte Feldeinbruch im Gehirn kann sich vollständig zurückbilden (muß es aber nicht). Die Reparation des Feldeinbruchs erfolgt nach Lösung des Konfliktes unter Bildung bestimmter Veränderungen mit Hirnbegleitödem.

Während der Dauer der Krebserkrankung besteht überwiegend der Sympathikotonus (Streßtonus, Zustand nervlicher Anspannung), nach Lösung des Konfliktes erfolgt Umschaltung in Vagotonus (Ruhe- und Erholungszustand der Nerven).«

In einem 1993 veröffentlichten Buch (»Diagnose: unheilbar, Therapie: weiterleben«) von *Paul C. Roud* erfahren wir von Menschen, die trotz der Diagnose »unheilbar« wieder gesund wurden. Insgesamt handelt es sich um elf Patientenschicksale, davon um sieben Krebspatienten. Der gemeinsame Nenner bei allen Patienten war folgender:

1. Die Patienten übernahmen die Verantwortung oder zumindest die Teilverantwortung für ihr eigenes Leben.
2. Die Patienten ließen sich an vielen Stellen, teils durch Mediziner, teils durch Nicht-Mediziner, beraten. Dann entschlossen sie sich zu einer bestimmten Therapie, die auch eine Vielzahl von Maßnahmen umfassen konnte (von medizinischer Behandlung bis hin zur ausgefallensten Alternativ-Therapie). Zu dieser Gesamttherapie standen sie dann jedoch mit ganzer Kraft und innerer Überzeugung *ohne Wenn und Aber*.
3. Die Patienten klärten ihr Leben, das heißt, sie wurden »echt« in ihrer Kommunikation sowohl im Umgang mit den anderen wie auch mit sich selbst. Falls sie in einem Spannungsfeld lebten, lösten sie die Probleme oder trennten sich. Sie begannen, zu sich selbst zu stehen und sich selbst so anzunehmen, wie sie sind einschließlich aller Gedanken, Vorstellungen und Emotionen. Sie scheuten sich nicht, auch negative Emotionen, wie zum Beispiel Wut, Trauer und Ärger, zu zeigen.
4. Diese Menschen fühlten sich nicht mehr allein, sondern selbständig.
5. Bei einer Reihe dieser Patienten spielte der Glaube an Gott eine wichtige Rolle.

Durch die bereits erwähnte Arbeit von *David Spiegel* haben wir erfahren, daß eine einfache Psychotherapie den Verlauf einer fortgeschrittenen Krebserkrankung wesentlich beeinflussen kann.

Zum Thema langfristiges Überleben schreibt *Carl Simon-*

ton in seinem neuesten Buch (»Auf dem Wege der Besserung«):

»Ich schlage vor, Sie vergessen die Statistiken, die Sie über die Art von Krebs gehört haben, den Sie durchmachen. Sie sind nicht gleichzusetzen mit all den anderen, die diesen Krebs haben – Sie sind Sie, ein einzigartiges Individuum. Sie setzen geistige und spirituelle Kräfte ein, damit die Behandlung anschlägt. Wir haben zwar inzwischen Statistiken über die Wirksamkeit der geistigen Vorgänge, aber für den spirituellen Ansatz fehlen solche noch vollständig. Wir wissen noch nicht, wie sich die Hereinnahme von spirituellen Elementen in den Zahlen niederschlägt. Hingegen denke ich, daß Sie viel eher ein Wunder oder eine spontane Heilung erleben werden, wenn Sie daran glauben, daß so etwas überhaupt und also auch für Sie möglich ist! Ich habe dies im Laufe der Jahre mit einem Patienten nach dem anderen erlebt. Vielleicht glauben Sie noch nicht an Wunder und können sich nicht vorstellen, ein solches zu erleben, aber wir werden daran arbeiten, genau wie wir dies mit Ihren Krebsvorstellungen getan haben.«

In ihrem Buch »Von Krebs geheilt« berichtet *Dodi Osten*, wie sie durch ihren starken Glauben von unheilbarem Krebs geheilt wurde (Leberkrebs).

Diese Liste der Heilung von »unheilbar Kranken« könnte ich noch beliebig fortsetzen. Sie zeigt, daß die These, eine einmal begonnene Krebserkrankung müsse selbst in fortgeschrittenen Fällen unausweichlich zum Tode führen, eindeutig widerlegt ist. Um es noch einmal zu wiederholen: Eine Krebskrankheit, auch in fortgeschrittenem Stadium, muß nicht unweigerlich zum Tode führen.

Auch in der Naturwissenschaft ist bekannt, daß Krebs keine irreversible (nicht umkehrbare, nicht rückgängig zu machende) Krankheit ist. Es gibt allein fünf reversible Tumore, es gibt eindeutige Spontanregressionen bei Metastasen von Nierenkrebs und bei malignen Melanomen (Haut-krebs). Es gibt Experimente dafür, daß eine Tumorzelle nur umprogrammiert wurde: So entstand aus dem Zellkern der Tumorzelle eines Nierentumors bei dem Frosch Rana pipiens, wenn man ihn in eine Eizelle verpflanzte, wieder ein *normaler* Frosch! Die Tumorzellkerne hatten also die Information einer normalen Zelle behalten.

Wenn ein Arzt die Meinung vertritt, daß die Krebskrankheit »unheilbar« sei, so kann er damit nur ausdrücken: »Ich kenne keine medizinische Behandlungsmaßnahme, die zum jetzigen Zeitpunkt diese Krebserkrankung stoppen, bremsen oder sogar zurückbilden könnte.« Unheilbar ist also nicht der richtige Ausdruck. Es müßte vielmehr heißen: Eine rein medizinische Behandlung ist mit einem Höchstmaß an Wahrscheinlichkeit nicht mehr erfolgreich.

In dem oben erwähnten Buch von Paul C. Roud sagt einer jener Patienten, der eine »unheilbare« Krankheit überwunden hatte: »Ich werde niemandem, auch keinem Arzt gestatten, mein Schicksal zu bestimmen, und ich werde auch nicht eine derartige Meinung von irgend jemandem übernehmen. Dann könnte ich mich ja gleich selbst aufgeben.«

Das Wort »unheilbar« sollte aus dem Vokabular der Ärzte ersatzlos gestrichen werden, da sie ohnehin keinen Menschen heilen, sondern immer nur behandeln können entsprechend dem Grundsatz »medicus curat – natura sanat: Der Arzt behandelt, die Natur heilt«. Durch eine solche Streichung des Wortes »unheilbar« würden die ohnehin mit dem Begriff Krebs verbundenen Ängste deutlich abgeschwächt. Hinzu kommt, daß mittlerweile klar und eindeutig erwiesen ist, daß Krebs in (fast) jedem Stadium erfolgreich behandelt werden kann. Ich erinnere mich hier an jene Begebenheit, als unser ehemaliger Praxispartner

Professor Nowakowski uns jüngere Ärzte zu einem Patienten in sein Sprechzimmer rief. Bei diesem Patienten war sieben Jahre zuvor ein Krebs der Bauchspeicheldrüse in fortgeschrittenem Stadium diagnostiziert worden, eine für die damalige Medizin aussichtslose Situation. Der völlig verzweifelten Ehefrau wurde die Sachlage erklärt und eine Lebenserwartung des Ehemannes von nur wenigen Wochen mitgeteilt. Auf dringendes Verlangen der Ehefrau wurde dann doch noch eine Zytostatika-Therapie versucht. Auf diese sprach der Patient überraschend gut an. Jetzt, sieben Jahre nach dieser Begebenheit, saß der Patient zusammen mit seiner Ehefrau in recht gutem Wohlbefinden vor uns. Professor Nowakowski legte uns damals dringend ans Herz und wurde hierin von Patient und Ehefrau unterstützt, sich niemals auf eine bestimmte Prognose für eine bestimmte Krankheit bei einem bestimmten Patienten festzulegen.

Erstaunlich ist die Reaktion der meisten Ärzte auf derartig ungewöhnliche Krankheitsverläufe. Anstatt zu fragen, wie solche Krankheitsverläufe zustande kommen, was denn diese erstaunlichen Heilungen bewirkt hat, wird zunächst einmal die Diagnose bezweifelt. Eine Frau, die eine akute Leukämie (Blutkrebs) überlebte, weiß aus persönlicher Erfahrung, wie desorientierend eine Heilung wie die ihre auf medizinische Experten wirken kann. Sie berichtet: »Mein Vater ist Wissenschaftler. Er kann mit meiner Genesung nicht umgehen. Da steht es doch, in den medizinischen Lehrbüchern, in den Fachzeitschriften: Niemand überlebt die Krankheitserfahrungen, die ich machte. Er liebt mich sehr. Ich bin seine Tochter. Aber meine Genesung bringt sein gesamtes wissenschaftliches Weltbild ins Wanken.«

Paul C. Roud berichtet in seinem Buch weiter: »Viele Menschen, die außergewöhnliche Heilungen erlebten, können es kaum fassen, daß sie nicht zum Mittelpunkt medizinischer Neugier werden. Oftmals stellten ihre Ärzte – dieselben, die ihnen vorher gesagt hatten, daß sie bald sterben würden – ihnen nicht einmal eine einzige Frage darüber, was mit ihnen geschah. Eine Frau, deren Überlebenschancen von einem Onkologen auf 1 zu 1000 geschätzt wurden, beschrieb die Reaktion ihres Arztes auf ihren Krankheitsverlauf: »Er scheint mich mit Argwohn zu betrachten, obwohl der Krebs sich längst nicht so schnell ausbreitete, wie er gedacht hatte. Aber anstatt sich für mich zu freuen, schien er darüber verstimmt zu sein. Es war sehr unangenehm für mich, die Ärzte aufzusuchen. Ich wollte mit jemandem reden, der in bezug auf meine Gesundheit in einer Autoritätsposition war, der sich für alles engagierte, was vielleicht helfen könnte. Ich wollte über die Dinge sprechen, die ich ausprobierte. Statt dessen hatte ich das Gefühl, gegen die medizinischen Autoritäten ankämpfen zu müssen. Ich hatte nie das Gefühl, daß sie wirklich auf meiner Seite waren oder wirklich mit mir zusammenarbeiten wollten. Ich glaube, an diesem Punkt wurde mir klar, daß ich alternative Wege suchen mußte.«

Dies erinnert mich an eine Frau, die fragte, was denn im Körper der Menschen geschehe, die wider Erwarten wieder gesund würden. Es gäbe nun so viele Untersuchungen über die krankhaften Reaktionen, aber fast keine über jene Krankheitsverläufe, die zur Gesundung führten.

Noch 1985 wurde im New England Journal of Medicine, einem medizinischen Fachblatt, das weltweit höchstes Prestige genießt, über eine Studie an 359 Patienten mit Krebs in fortgeschrittenem Stadium wie folgt berichtet: »Die der Krankheit innewohnende biologische Dynamik allein bestimmt die Prognose; sie hat Vorrang vor dem potentiell mildernden Einfluß psychosozialer Faktoren.«

Diese Ansicht ist mittlerweile dank der Arbeit von David Spiegel gründlich widerlegt. Die Behandlung psychischer

Faktoren hat eindeutigen Einfluß auf den Verlauf einer Krebserkrankung.

Das Wort »unheilbar« können wir dagegen aus dem Vokabular der Krebstherapie streichen. Der Mediziner kann lediglich sagen, ob und inwieweit seine Kompetenz ausreicht, die Krebserkrankung zu behandeln. Mir selbst sind inzwischen ebenfalls einige Patienten bekannt, die wider alle Statistik wieder gesund wurden, und diese Zahl wird steigen.

Offene Fragen?

Trotz all dieser Erklärungen gibt es noch offene Fragen: Wann entsteht Krebs durch vermehrte radioaktive Strahlung? Wieso bekommen bestimmte Berufsgruppen, wie zum Beispiel die bereits erwähnten Schornsteinfeger, häufig spezielle Krebsformen? Wieso können bestimmte chemische Substanzen Krebs auslösen? Wieso scheint starkes Rauchen vermehrt Lungenkrebs hervorzurufen? Wie kann es durch bestimmte Viren zur Krebserkrankung kommen, wie es für bestimmte Formen von Lymphdrüsenkrebs und Gebärmutterhalskrebs bewiesen scheint?

Die biologische Antwort auf alle diese Fragen gibt Dr. Erich Smolnig in seinem Buch »Die Demaskierung des Krebsproblems«: »Die Entwicklung der Einzeller zu Mehrzellern konnte nur durch Zähmung, Hemmung und Bindung der ›bösartigen‹ Einzeller-Eigenschaften durch Repressor-Gene (Gene, die bestimmte andere Gen-Aktivitäten unterdrücken) in die Wege geleitet werden. [. . .] Ihr Ausfall muß daher bei Mehrzellern zu einer Störung führen, die wir ›Krebs‹ nennen. Das Erscheinungsbild ›Krebs‹ selbst ist daher der direkte Beweis für die kodierten, aber durch Repressor-Gene beziehungsweise deren

Produkte gehemmten und daher unter Kontrolle gehaltenen Erbanlagen in der Urzelle. Gäbe es keine reprimierten (unterdrückten) Erbanlagen der Urzelle, dann gäbe es auch keine Erkrankung, die wir ›Krebs‹ nennen.«

Zum Molekül des Jahres wurde übrigens 1993 das Tumor-Suppressor-Gen p53 gewählt. In über fünfzig Prozent der bisher untersuchten Malignome wurde die Inaktivierung von p53 nachgewiesen. Es scheint eine zentrale Bedeutung in der Entstehung von Tumoren zu haben.

Alle oben erwähnten »Gifte« (Strahlen, chemisch-toxisch, Schadstoffe, Viren) verursachen also lediglich eine Störung beziehungsweise Zerstörung der Repressor-Gene oder eine Aktivierung der Onkogene.

Wie stimmen nun aber all diese biologischen Vorgänge mit der Vermutung überein, daß Krebs letzten Endes durch den Programm-Komplex »allein« ausgelöst wird? Nun, der Programm-Komplex »allein« ist letztlich ein Lösungsversuch, um mit Streß umzugehen. Der Streß ist in diesem Fall der »Druck« auf die Zellen durch die unterschiedlichen, oben erwähnten »Gifte«. Wenn der Druck ansteigt und sogar die Gen-Strukturen, in diesem Fall die Repressor-Gene, gestört beziehungsweise zerstört werden, so sucht der übergeordnete Lebenswille der Zelle(n) doch immer wieder nach einer neuen Möglichkeit, um zu überleben. (Ähnlich würde ein Soldat sich nur noch um das eigene Überleben kümmern, wenn er keine Verbindung zur Truppe mehr hätte.) Letzten Endes wird die Zelle auf das älteste Programm zurückgreifen, durch das sie ja eigentlich erst entstanden ist, das Programm des Einzellers. Im übertragenen Sinne bedeutet dies, daß die Zelle sich wieder allein fühlt und »denkt«, daß nur sie ganz allein das Überleben schaffen kann. Weitere Auswege gibt es nicht mehr! Dies entspricht wiederum der Lebenssituation jener Menschen, die insgesamt oder in Teilbereichen ihres Lebens keinen Ausweg mehr sahen und sich hier allein beziehungsweise allein gelassen gefühlt haben.

Wir können also die Entstehung für die oben erwähnten Krebsformen auf den gleichen Mechanismus zurückführen, wie wir ihn bereits beschrieben haben. Das »Isolationsempfinden« würde nur jetzt nicht auf der Stufe der bewußten oder unbewußten Gedanken-Ebene des Menschen ablaufen, sondern auf der »Bewußtseinsstufe« der einzelnen Zellen beziehungsweise einzelner Zellverbände. Die oben erwähnten Krebsformen stellen daher keine Ausnahme für unser Gedankenmodell dar. Eine weitere Frage wird mir häufig gestellt: Und wie ist es dann mit Krebs bei Kindern und Säuglingen? Da eine Beantwortung dieser Frage den Rahmen dieses Buches sprengen würde, möchte ich auf diese Frage lediglich mit zwei Gegenfragen eingehen: Kommen Kinder wirklich als »weiße Blätter« zur Welt? Könnte der Mechanismus bei Kindern nicht der gleiche wie bei Erwachsenen sein?

Wie entstand das Programm »allein/allein gelassen«?

Dies ist ein heikles Kapitel. Ich habe lange überlegt, ob ich es veröffentlichen soll, da es über meine Kompetenz als Arzt weit hinausgeht. Außerdem könnten manche Leser sich durch die hier geschilderten religiösen Zusammenhänge abgestoßen fühlen.

Letztlich habe ich mich für die Veröffentlichung dieses Kapitels entschieden, weil es niemanden in seinen Weltanschauungen wirklich eingrenzt und von zentraler Bedeutung für mein Verständnis von den Ursachen der Krankheit Krebs ist.

Wie kann es nur dazu kommen, daß auf dieser Erde, wo fast sechs Milliarden Menschen zum Teil dicht gedrängt leben, Menschen sich allein gelassen fühlen, sich zurückziehen, sich isoliert fühlen? Es erscheint geradezu aberwitzig, daß dem so ist, und dennoch steckt zumindest die Anlage in jedem Menschen und – wie wir gelesen haben – im Zellkern jeder einzelnen Zelle.

Um dieses Programm zu verstehen, müssen wir sehr weit ausholen. Wir haben festgestellt, daß der Mensch im Kern ein geistiges Wesen ist, das einen Körper hat. Der Ursprung der geistigen Wesen kann nur eines sein: Geist. Aus diesem Geist ist alles entstanden: die geistigen Wesen, das ganze Universum, die Natur, die Materie. Kurz: die gesamte Schöpfung. Dieser Geist, aus dem alles stammt, wird in allen höher entwickelten Kulturen Gott genannt. Gott ist Geist, so steht es im Neuen Testament, und ebenso finden wir es bei den Weltreligionen.

Gott ist Geist, aus dem alles entstanden ist, Gott ist also das Ganze. In diesem Ganzen ist alles beinhaltet, alles Bewußtsein, alle Energie. Der »erste Gedanke« Gottes ist »zu sein«. Durch diesen »Gedanken« wurden die geistigen Wesen geschaffen, als erstes Wesen – nach christlichem Verständnis – Jesus Christus. Der Wesenskern der geschaffenen geistigen Wesen ist also das »Sein«, es ist der »Gedanke«, Ich Bin. Damit wird eine Bewußtseinsstufe bezeichnet, die Bewußtseinsstufe des Seins. So verwundert es uns nicht, daß der Gott des Judentums, Jave, wörtlich übersetzt heißt: Ich bin, der Ich Bin. Jesus Christus ist daher das »erste« Ich Bin. Deshalb wird auch der Geist des Ich Bin, die Bewußtseinsstufe des Ich Bin, der Christus-Geist oder das Christus-Bewußtsein genannt. Dieser Christus-Geist des Ich Bin steckt daher in jedem geistigen Wesen, nicht als Person, sondern als geistige Bewußtseinsstufe. Ohne diesen Christus-Geist könnte das geistige Wesen nicht sein, da es der Geist des Ich Bin ist. Kein geistiges Wesen kann sein, ohne ins Sein, also in das Ich Bin, eingetreten zu sein. Wenn wir heutzutage von uns selber, unserer eigentlichen Persönlichkeit als dem »Ich« sprechen, so meinen wir eigentlich damit das Ich Bin. Dieses Bewußtsein des Ich Bin, den Christus-Geist, hat uns Jesus Christus als Jesus von Nazareth durch seinen Tod und seine Auferstehung wieder auf diese Erde gebracht. Er sagte: »Ich bin der Weg, die Wahrheit und das Leben.« Oder anders ausgedrückt: Das Ich Bin ist der Weg, die Wahrheit und das Leben. Daß dies von hoher Symbolkraft ist, zeigt auch die Zusammensetzung des Wörtchens ICH = Jesus Christus. Dies bedeutet, daß der Geist des Jesus Christus, der Geist des Ich Bin, in jedem von uns ist.

Über diese Zusammenhänge schilderte mir ein Patient sehr eindrucksvoll die Erfahrungen einer Meditation: »Ich hatte eine frühere Lebenserfahrung gedanklich wieder erlebt. Hierbei sah ich eine Person, der ich Mißachtung gegenüber gezeigt hatte, auf völlig neue Weise: Plötzlich verklärte sich das Gesicht zu einer strahlend hellen Erscheinung, ich erkannte, daß es Christus und gleichzeitig mein Bruder war. Ich hatte also den Geist des Ich Bin, den Christus-Gottes-Geist in dem anderen, mir bis dahin fremden Menschen, wiedererkannt, geistig geschaut. Das war ein beeindruckendes Erlebnis.«

Gott ist das Ganze, und aus diesem Ganzen tritt das Ich Bin als Kern der einzelnen geschaffenen geistigen Wesen in die Existenz. Somit ist jedes geistige Wesen sich bewußt, daß es nicht das Ganze, also nicht Gott, aber Teil des Ganzen und zum Ganzen gehörend ist. Darum konnte Jesus Christus auch sagen: »Der Vater (das Ganze) und ich (das Ich Bin) sind eins.«

Das Verbindungsglied zwischen jedem Ich Bin und dem Ganzen ist die Liebe. Die Liebe ist damit die höchste Energieform – und es handelt sich um tatsächliche Energie – in dem von Gott geschaffenen Universum mitsamt den von ihm geschaffenen geistigen Wesen. Über die Liebe sind die einzelnen geistigen Wesen untereinander verbunden. Über die Liebe wissen sie, daß sie nicht getrennt voneinander existieren, sondern in Verbindung stehen und damit zum Ganzen gehören. Die Liebe ist auch die höchste Form der Kommunikation der geistigen Wesen untereinander. Alle übrigen Kommunikationsformen, einschließlich der menschlichen Sprache, sind nur ein Abglanz dieser höchsten Kommunikationsebene.

Gott, das Ganze, wird auch das oder der All-Eine genannt. Über die Liebe ist jedes einzelne geistige Wesen mit dem Ganzen, mit dem All-Einen, verbunden.

Kommt es zu Störungen in der Liebe-Verbindung zwischen den einzelnen Ich Bin und Gott, dem Ganzen, so erfolgt ein allmählicher Rückzug des einzelnen Ich Bin auf sich selbst. Damit macht es sich selbst zum Ganzen, einen Zustand, den wir das Ego nennen. Thorwald Detlefsen schreibt hierzu: »Je mehr sich ein Ego abgrenzt, um so mehr verliert es das Gespür für das Ganze, von dem es immer nur ein Teil ist. Es entsteht im Ego die Illusion, etwas ›allein‹ machen zu können. Doch *allein* heißt wörtlich All-eins, und meint Eins-sein mit allem und gerade nicht höchste Abtrennung vom übrigen. Es gibt in Wirklichkeit kein echtes Gesondertsein vom Rest des Universums. Lediglich unser Ich kann es sich einbilden. In dem Maße, wie das Ich sich abkapselt, verliert der Mensch die ›religio‹, die Rückverbindung zu seinem Urgrund des Seins. Das Ego versucht nun, seine Bedürfnisse zu befriedigen, und diktiert uns den Weg. Dem Ich ist dabei alles lieb und recht, was der weiteren Abgrenzung dient, was der Unterscheidung dient, denn durch jede Betonung der Grenze spürt es sich deutlicher. Angst hat das Ego nur vor dem All-eins-Werden, denn dies würde seinen Tod voraussetzen. Mit viel Aufwand, Intelligenz und guten Argumenten verteidigt das Ego seine Existenz und stellt die heiligsten Theorien und edelsten Absichten in seinen Dienst – Hauptsache, es überlebt.«

Wenn ich nicht mehr Bestandteil des Ganzen (des All-Einen) bin beziehungsweise mich so fühle, sondern nur noch für mich existiere, dann bin ich – obwohl ursprünglich nur Teil des Ganzen – nunmehr selbst das Ganze, das All-Eine. Dies ist jedoch eine Lüge, und wir nennen es Größenwahn oder Hybris. Doch es hat noch weitere Folgen. Reißt die Liebe-Verbindung zu Gott, dem Ganzen, ab, so reißt sie damit auch zu den anderen geistigen Wesen ab. Ab jetzt fühle ich mich getrennt von den anderen, abgesondert. Das ist auch der Ursprung des Wortes Sünde oder – im religiösen Zusammenhang – Erbsünde, mit der angeblich jeder Mensch belastet ist. Sollte das vielleicht der Grund sein, warum die Anlage zur Krebszelle, also zum Einzeller, in jedem Zellkern jeder Zelle des menschlichen Körpers anzutreffen ist?

Fühle ich mich von den anderen getrennt, abgesondert, so wird aus dem »Ich Bin das All-Eine« die Empfindung »Ich bin alleine«. Hier haben wir den eigentlichen Ursprung unseres so folgenschweren Programms »allein/allein gelassen« zu sehen!

Mir selbst wurden diese Zusammenhänge an einem Beispiel klar: Ich sah einen Baum mit weit ausladenden Ästen und Zweigen, dicht behängt mit Blättern. Auf der Ebene der einzelnen Blätter schien jedes Blatt für sich allein zu sein, getrennt von den anderen. Verfolgte ich jedoch den Ursprung der Blätter »nach oben«, so sah ich, daß jedes Blatt an einem Zweig, jeder Zweig an einem Ast und die Äste schließlich am Stamm mündeten. Der Stamm wiederum hatte seinen Ursprung in der Baumwurzel, woraus der gesamte Baum seine Nahrung und Energie bezog. Mir wurde durch dieses Bild klar, daß alle geistigen Wesen nicht voneinander getrennt sind, sondern ihren gemeinsamen Ursprung haben.

Lassen Sie uns nun den weiteren Weg verfolgen, den das Ich gegangen ist, nachdem die ursprüngliche Verbindung zu Gott, dem Ganzen, abgebrochen beziehungsweise unterbrochen war. Dieses Ich hat nun die Empfindung »Ich bin das All-Eine«, eine Variante des uns bekannten Themas »Ich bin der Größte« oder »Ich bin besser als alle anderen«. Das geistige Wesen fühlt sich hierdurch zwar getrennt von den anderen Wesen in der Liebe-Verbindung, kann jedoch mit diesen weiterhin auf anderen Wegen (zum Beispiel über die Sprache) in Kommunikation treten. Solange dieses Ich sein Leben meistert, die Dinge im Griff hat und in guter Kommunikation mit den anderen ist, solange wird auf der körperlichen Ebene nichts passieren. Durch die mächtige (sinngemäß zu verstehende und in vielen ähnlichen Variationen auftretende) Empfindung »Ich bin das All-Eine« werden derartige Menschen sogar zu großen Taten fähig sein und imponierende Leistungen vollbringen. Diese Menschen leben entweder alleine oder spielen in einer Gemeinschaft die Hauptrolle. Das wird so lange gutgehen, wie sie die Hauptrolle tatsächlich spielen können und damit nicht unter Spannung geraten. Dies geschieht erst dann, wenn ihre Führer- beziehungsweise Hauptrolle in Gefahr ist. Da diese Menschen keinen inneren Draht mehr zu Gott, dem Ganzen, haben und somit nicht wirklich »selbst-ständig« sind, ist für sie die Kommunikation mit anderen Menschen von großer Bedeutung. Ohne diese Kommunikation würden sie sich alleine (= isoliert) fühlen.

Durch das Programm »Ich bin das All-Eine« wird eine ständige Dominanz anderen Menschen gegenüber ausgestrahlt. So gerät die Kommunikation zu den anderen auf Dauer in Turbulenzen. Schließlich bekommen diese Menschen das, was sie ausstrahlen, und zwar in doppelter Bedeutung: Ich bin das All-Eine – ich bin alleine. Sie werden zwar respektiert, aber selten geliebt, und so fühlen sie sich mehr und mehr alleine, einsam, isoliert und verlassen. Dies ist ein innerer Zustand, der mit den äußeren Gegebenheiten nicht unbedingt etwas zu tun haben muß. Es ist sogar so, daß die innere Einsamkeit um so stärker empfunden wird, je mehr Menschen mit ihnen zusammenleben. Eine junge Frau hat dies auf die kurze Formel gebracht: »Erst als ich das Kind bekam, merkte ich, wie alleine ich wirklich war.« Vorausgegangen war die Geschichte vieler zerbrochener Partnerschaften, deren Scheitern diese junge Frau nach ihren eigenen Angaben selbst provoziert hatte.

Ist aus dem Programm »Ich bin das All-Eine« schließlich »Ich bin alleine« geworden, so wandelt sich das Lebensbild dieser Menschen, und wir erfahren ganz andere Vorgeschichten. Diese Menschen sind ständig allein gelassen worden, was sie ja auch ausstrahlen und durch diese Ausstrahlung ursprünglich selbst bewirkt haben. Das beginnt meist in der frühen Kindheit oder Jugend mit – zumindest so empfundenen – Zurückweisungen durch die Eltern, speziell durch die Mutter, mit dem Verlust von Freunden und Freundschaften und schließlich mit dem Scheitern von Beziehungen, Partnerschaften oder Ehen. Diese Menschen fühlen sich – immer sinngemäß zu verstehen – ständig allein, isoliert, einsam, im Stich gelassen, verlassen. Sie erleben das Leben wie durch eine Glasscheibe oder durch eine dicke Betonwand getrennt von den anderen Menschen. Verzweifelt versuchen sie, aus dieser Isolation herauszukommen. Schließlich geben sie auf. Wenn in dieser Phase keine Hilfe kommt, das Leben ausweglos, sinnlos und hoffnungslos erscheint, sie niemanden haben, mit dem sie darüber sprechen können und versuchen, das Ganze zu verdrängen, dann muß der Körper die Last dieser aufgestauten Isolationsempfindung tragen. Dies kann er nicht unbegrenzt. Meine Beobachtung ist die, daß ab einem bestimmten Maß an aufgestauter Energie das körperliche Programm Einzeller = Alleinzeller mittels elektromagnetischer Resonanz ausgelöst wird. Das Thema des inneren Konfliktes projiziert die aufgestaute Energie auf den Körperbereich, der dem Inhalt des Konflikts entspricht.

Der nun einsetzende körperliche Prozeß, die Entstehung und Ausbreitung des Krebses, entspricht ziemlich genau der Spannungssituation im Leben des betreffenden Menschen, die nicht bewußt verarbeitet, sondern nur verdrängt wurde. Gerade habe ich wieder ein typisches Beispiel bei einem Patienten erlebt:

Ein Mann von etwa sechzig Jahren bekommt – scheinbar aus heiterem Himmel – Krebs im Rachenbereich hinter der operierten Gaumenmandel (Tonsille). Er läßt diesen Krebs operieren und bestrahlen. Seine Lebensgefährtin, sehr besorgt um ihn und in großer Angst, selbst eines Tages allein dazustehen, bittet mich, ein Gespräch mit ihm zu führen. Ich stelle ihm folgende Frage: »Gab es in den letzten ein bis zwei Jahren einen schweren Konflikt, bei dem Sie sich allein gelassen gefühlt haben und keinen Ausweg sahen?« Der Mann bejaht diese Frage sofort. Zwanzig Jahre lang hatte er eine außereheliche Beziehung zu einer anderen Frau gehabt. Kurz vor Weihnachten teilte ihm diese Frau mit, daß sie das Verhältnis sofort und definitiv beenden möchte. Der Grund hierfür war ein anderer Mann. Eine Woche danach verließ ihn auch seine Ehefrau. Jetzt war er plötzlich ganz allein, ein Zustand, der ihm wie ein Alptraum vorkam. Da er nicht allein sein mochte, geriet er unter ungeheure Spannung. Da er es nicht gewohnt war, über

Probleme zu sprechen, bat er niemanden um Hilfe und versuchte, allein damit fertig zu werden. Sein Lösungsversuch: schlucken. Er schluckte Unmengen Alkohol, um sich zu betäuben, und schließlich zusätzlich Schlaftabletten, um seinem Leben ein Ende zu bereiten. Er selbst sagte dazu: »Da riß der Faden!« Über die Information »schlucken« – dies ist allerdings nur meine Vermutung, die ich nicht beweisen kann – wurde das Isolationsempfinden in jenen Bereich des Körpers geleitet, der für das Schlucken zuständig ist, in den Hals. Wir haben damit das Grundthema (allein/nicht allein), den völligen Rückzug aus der Kommunikation, das Nicht-mehr-sprechen-können und schließlich die Information »schlucken«. Dies ist ein schaurig-schönes Beispiel für den oft gebrauchten Satz: Was sagt mir meine Krankheit?

Ein folgenschweres Mißverständnis

Es gibt noch weitere Aspekte, die mit der Empfindung des Alleinseins zusammenhängen. Einer dieser Aspekte ist das verhängnisvolle Mißverständnis, daß ich mich allein fühlen muß, wenn ich selbständig werde.

Im Laufe der Entwicklung eines jungen Menschen kommt etwa um das zwölfte bis achtzehnte Lebensjahr die Pubertät, jene Zeit, da eine eigenständige Persönlichkeit heranreift mit eigenständigen Gedanken und Empfindungen, Absichten und Zielen. Diese Phase äußert sich sowohl im körperlichen als auch im psychischen Bereich. Im körperlichen Bereich finden wir das Heranreifen zu einem Mann oder zu einer Frau, im psychischen Bereich reift das Ich des Menschen heran, genauer gesagt – das wissen wir aus dem letzten Kapitel – das Ich Bin, also der Gedanke und das Bewußtsein, zu sein, da-zusein.

Diese Zeit geht häufig mit körperlichen Problemen, aber auch mit schweren Seelenkämpfen einher. Sie kann erlebt werden als Auseinandersetzung mit den Eltern, mit der Schule und der Gesellschaft, sie kann aber auch einhergehen mit der Flucht in die kindliche Geborgenheit. Dann ist der Schritt zur Selbständigkeit, zum Selbstbewußtsein blockiert oder wird innerlich – bewußt oder unbewußt – abgelehnt. Damit wird aber auch die Entwicklung zum eigenen Ich, zum Selbständigwerden, nicht vollzogen. Ein sehr häufiger Grund hierfür ist die Angst, dann alleine dazustehen.

Um den Schritt in die Selbständigkeit und die damit verbundene Angst vor dem Alleinsein zu vermeiden, erfolgt in dieser Phase häufig eine Identifizierung mit einer anderen Person, oder es wird eine bereits bestehende Identifizierung mit einer anderen Person bewußt oder unbewußt beibehalten.

Bei der Frau ist die Identifizierung mit der Mutter die häufigste Form. Dann finden wir in der Person die Mutter sozusagen als Neben-Ich, als gleichwertiges oder sogar überwertiges Ich, vorwiegend unbewußt. Nur durch Beibehaltung dieser Identifizierung, insgesamt oder in Teilbereichen, hat diese Frau ihre innere Sicherheit. Damit wurde der Prozeß der Selbstfindung und Selbständigkeit vermieden, der eben häufig mit der Angst verbunden ist, dann alleine dazustehen.

In ihrem weiteren Leben wird eine solche Frau instinktiv die Rolle der Mutter weiterspielen, da sie diese Rolle für ihre eigene Identität unabdingbar braucht. Bewußt oder unbewußt besteht der Gedanke und die Empfindung, ohne diese Mutterrolle einfach nicht existieren zu können. Wenn diese Rolle mit dem Weggang der Kinder aus dem Haus später ihre Bedeutung verliert, dann steht eine solche Frau förmlich vor einem Nichts. Sie hat ihre Identität verloren. Jetzt kommt erneut die Phase, wo sie erkennen müßte, daß sie innerlich den Schritt zur Selbständigkeit vollziehen sollte. Dieser Schritt ist jedoch mit dem Gefühl, allein zu sein, verknüpft. Somit steht diese Frau vor einem unausweichbaren Dilemma: Entweder wird sie selbständig und steht dann (scheinbar) alleine da, oder sie ist ein Nichts, da sie ihre Identität durch die innere Verknüpfung mit der Mutterrolle verloren hat.

Dieses Dilemma ist ein folgenschweres Mißverständnis und schafft ein schier unauflösbares Spannungsfeld. Dieses Mißverständnis vor allem ist Grund für viele unnötige Sorgen und unnötiges Leid: Aus Angst, alleine dazustehen, wenn sie selbständig werden, haben sich viele Menschen innerlich an andere angelehnt. Sie haben sich selbst eine Identität gegeben durch Annahme einer Rolle, die sie in einer anderen Person verkörpert sahen, zum Beispiel in der Mutter. Wenn ich mich nur als Mutter oder nur als Frau identifiziere, so wird mich ein Verlust oder scheinbarer Verlust dieser Rolle meiner Identität berauben. Dann stehe ich (scheinbar) vor dem Nichts.

Eine ähnliche Identifizierung kann zu einem späteren Zeitpunkt mit dem anderen Geschlecht erfolgen. Ich identifiziere mich oder meine Wertigkeit durch jemanden, zum Beispiel durch einen Partner, durch den ich mich angenommen fühle. Verliere ich nun diesen Partner, so kommt es zu dem bekannten Liebeskummer, zu dem Gefühl, daß alles seinen Sinn verloren habe, bis hin zu dem Wunsch, nicht mehr dasein zu wollen. Dann hat man – zumindest in der eigenen Vorstellung – als selbständiges Wesen zu existieren aufgehört. Dann kann man auch nicht mehr kommunizieren, verliert seine Kommunikationskanäle (die Sinne zum Leben) und schließlich den Sinn des Lebens.

Wie tragisch und tiefgreifend diese Zusammenhänge sind,

habe ich gerade wieder bei einem Patienten erlebt. Er geriet in schwer depressive Verstimmung, als ihn seine Frau nach etwa zwanzig Jahren verlassen wollte. Er erzählte mir, daß er sehr an seiner Frau hänge. Das erscheint nicht ungewöhnlich in einer Ehe, doch betrachten wir diesen Satz einmal wörtlich und symbolisch: Er hängt an seiner Frau. Bei diesem Mann fehlte der Schritt zur Selbständigkeit aus Angst, dann alleine dazustehen. Als nun die Identifizierung mit seiner Frau (Ich hänge an meiner Frau) gewaltsam aufgebrochen wurde, überkam ihn der sehnsüchtige Wunsch, sich (wieder) aufzuhängen. Wir konnten diese Phase glücklicherweise im Gespräch erkennen, überwinden, und dieser Patient ist heute selbständig geworden. Dabei konnte er erkennen, daß diese Selbständigkeit durchaus nicht mit Alleinsein automatisch verbunden ist.

Der Übergang zur Selbständigkeit sollte im allgemeinen mit der Pubertät beziehungsweise der abgeschlossenen Pubertät erfolgen. Dann kann ich mich als eigenständige Persönlichkeit mit eigenständigem Denken, Fühlen, Wollen, Handeln und Sprechen erfahren. Für dieses bin ich dann allerdings vollständig selbst verantwortlich. Ich habe mich somit zu einem Selbst, zu einer eigenständigen Persönlichkeit entwickelt. Bei einer solchen eigenständigen Persönlichkeit gibt es keinen Raum mehr für Gedanken und Vorstellungen wie »*man* macht dies so oder so«. Dann sollte es heißen: »*Ich* denke, empfinde, handle oder spreche so oder so.« Das ist der kleine, aber doch so gravierende Unterschied. Leider wird dies oft mit den Gedanken verwechselt, daß ich dann alleine für mich verantwortlich bin, statt zu sagen, daß ich selbst für mich verantwortlich bin. Leider heißt es dann oft, daß ich alleine vor diesem oder jenem Problem stehe, statt zu sagen, daß ich selbständig bin und als eigenständige Persönlichkeit vor diesem oder jenem Problem stehe. Aus diesem simplen Mißverständnis kommt die Angst, alleine dazustehen.

Schuld oder Verantwortung?

In diesem Buch versuche ich, eine ganzheitliche Betrachungsweise des Menschen und seiner Erkrankungen zu vermitteln: Der Mensch ist eben mehr als sein Körper. Durch diese Betrachtungsweise wird der alte Gegensatz Körper-Seele aufgegeben und das grundsätzliche Zusammenwirken von Körper und Psyche dargelegt. So sehr auch die ganzheitliche Medizin von den meisten Menschen heutzutage begrüßt wird, so leben dennoch viele Menschen noch im alten Dualismus. Das bedeutet auch, daß man an körperlichen Krankheiten weniger, an psychischen bedeutend mehr schuld ist.

Bin ich also »selbst schuld«, wenn ich krank werde? Das ist eine heikle Frage, denn die Begriffe Schuld, Schuldgefühle, Scham, schlechtes Gewissen, Versagen, Fehler wirken sich negativ auf uns aus, bedrücken, wecken Ängste und können uns lähmen.

Daher befürworte ich den Begriff der Verantwortung, Verantwortung für uns, unser Leben und auch für unsere Krankheiten. Verantwortung weist auf die aktive Rolle hin, die wir in unserem Leben spielen können, Verantwortung weist auch darauf hin, daß wir einer Krankheit nicht hilflos gegenüberstehen. Fritz Pearl, der Begründer der Gestalt-Therapie, beschreibt das so: »Wenn man Verantwortung übernimmt für das, was man sich selber antut, dafür, wie man seine Symptome hervorbringt, wie man seine Krankheit hervorbringt, wie man sein ganzes Dasein hervorbringt – in dem Augenblick, in dem man mit sich selbst

139

in Berührung kommt –, beginnt das Wachstum, beginnt die Integration, die Sammlung.« Der Psychotherapeut Russell verdeutlicht diese Gedanken der Verantwortung durch vier Prinzipien:

1. Ich bin verantwortlich für die Bedeutung, die ich meiner Situation gebe.
2. Ich bin verantwortlich für das, was ich in bezug auf meine Situation tue oder unterlasse.
3. In der gegebenen Situation bin ich der, der ich entscheide zu sein und als der ich mich durch meine Handlungen bestimme, auch dafür bin ich verantwortlich.
4. Wenn sich Emotionen beziehungsweise körperliche Zustände als mit Handlungen logisch verwandt betrachten lassen, dann bin ich in der gegebenen Situation auch verantwortlich für meine Gefühle beziehungsweise körperlichen Zustände.

Verantwortung ist somit ein ganz wesentlicher Aspekt dafür, (wieder) selbständig zu werden.

4
Gesprächsführung
und Aufklärung

Wir haben im letzten Kapitel erfahren, daß Selbstentfremdung, Trennung und Isolation zentrale Themen bei der Entstehung der Krebskrankheit sind. Dies führt zum Rückzug aus der Kommunikation mit der Umwelt und schließlich dem Leben. Im Verlauf dieses Rückzugs kommt es zur Sprachlosigkeit nicht nur zwischen Arzt und Patient, sondern auch zwischen den kranken und den nicht erkrankten Menschen. Die ideale Abhilfe hierfür ist die Kommunikation. Diesem Thema wollen wir uns jetzt zuwenden.

Die Aufklärung

In einem Artikel zur Aufklärung schreiben die Autoren Vandeloo und Wöhrmann im Deutschen Ärzteblatt über die widersprüchliche Einstellung von Ärzteschaft und Öffentlichkeit: »Die heutige Praxis der Aufklärung von Patienten über maligne Krankheiten reicht von der generellen Vorenthaltung der diagnostischen Wahrheit bis zu ihrer schonungslosen Eröffnung. Dieser Sachverhalt ist rational schwer begründbar. Zwei typische Erlebnisse mögen beide Alternativen erläutern:
Ein Kollege kommt als Ehemann einer an metastasieren-

dem Mamma-Karzinom verstorbenen Frau zum behandelnden Kollegen, um ihm für seine ärztliche Betreuung zu danken. Insbesondere habe er es als einen Segen empfunden, daß er seiner Frau nie etwas von ihrem Krebsleiden erzählt habe. So habe seine Frau bis zum letzten Tag von der Hoffnung gelebt, bald wieder gesund zu werden, und Ferienpläne geschmiedet. Die andere Geschichte erzählt vom Ehemann einer kurz zuvor an Lymphdrüsenkrebs verstorbenen Patientin, der besonders dafür dankt, daß sie beide vom ersten Tag der Diagnose über die volle Wahrheit unterrichtet wurden und über alle Entwicklungsmöglichkeiten der Krankheit informiert waren. Sie hätten das Auf und Ab des letzten Krankheitsjahres gemeinsam getragen und die Gemeinsamkeit ihrer Partnerschaft nie zuvor so intensiv erlebt wie in diesem Jahr.

Die Einstellung der nicht ärztlichen Öffentlichkeit ist nicht minder widersprüchlich. Einerseits treffen wir Patienten, die in gesunden Tagen versichern, von einer späteren bösartigen Krankheit nichts wissen zu wollen und ihren Arzt bitten, sie nicht aufzuklären. Es gibt Angehörige, die den Arzt beschwören, dem Patienten nichts von der bösen Wahrheit zu sagen. Andererseits verpflichten manche Patienten ihren Arzt schon im voraus und während der diagnostischen Maßnahmen, die volle Wahrheit zu sagen, da sie genau wissen wollen, welches Schicksal sie erwartet.«

Im Zusammenhang mit der Aufklärung stellen sich also folgende Fragen: Soll überhaupt aufgeklärt werden? Wer soll aufgeklärt werden: nur der Patient, nur die Angehörigen oder alle Mitglieder der entsprechenden Gruppe? Über was soll aufgeklärt werden: nur über die Diagnose oder zusätzlich über die Prognose, so wie der Arzt sie sieht? In welchem Umfang soll aufgeklärt werden? Und schließlich: Wie soll aufgeklärt werden?

142

Meines Erachtens sollten grundsätzlich der Patient und die Angehörigen aufgeklärt werden. Dieser Grundsatz berücksichtigt die Menschenwürde, die als höchstes Gut im Grundgesetz bezeichnet wird und im wesentlichen als Freiheit gesehen wird, sich selbst zu entscheiden, sich seiner selbst bewußt zu werden und sich selbst zu bestimmen. Das Grundgesetz bestimmt damit auch die Rechtsgrundlage über die Aufklärung, allerdings mit der Einschränkung, daß eine Aufklärung dann ganz oder teilweise zu unterbleiben hat, wenn sie zu einer erheblichen Gesundheitsschädigung des Patienten führt. Der Patient sollte auch deshalb aufgeklärt werden, weil dies wichtige Entscheidungen für ihn und seine Familie bedeuten kann. Der Patient sollte auch aufgeklärt werden, weil sonst das Verhältnis zu seinen Ärzten zerstört werden könnte.

Der Umfang der Aufklärung ergibt sich aus der Berücksichtigung all dieser Faktoren. Entscheidend sind sicherlich dabei das Ziel und die Absicht der Aufklärung: die Selbstbestimmung des Patienten erhalten, ohne ihm zu schaden und ohne die weitere Behandlung zu belasten. Sollte der Patient die Aufklärung verdrängen, wie das nicht selten geschieht, so ist dies sicherlich vom Arzt zu respektieren.

Die Aufklärung sollte eine weitere gute Kommunikation des Patienten mit seiner Familie oder seiner Gruppe ermöglichen. Werden nur die Angehörigen aufgeklärt, so könnte das höchst fatale Folgen für das weitere Zusammenleben dieser Menschen haben, da es zur Sprachlosigkeit im möglicherweise letzten Lebensabschnitt des Patienten führt.

Insgesamt gilt es für den Arzt, im Umgang mit dem Patienten und den Angehörigen herauszufinden, in welcher Form und wieweit der Patient an die Diagnose herangeführt werden kann. Hierzu bedarf es der langjährigen Erfahrung.

Das Wie der Aufklärung ist von ganz entscheidender Bedeutung. Die Eröffnung der Diagnose ist für die meisten Menschen ein Schock und führt dazu, daß sämtliche Kommunikationskanäle überlastet sind. Der Patient ist für einige Minuten nicht mehr in der Lage, irgend etwas aufzunehmen und gedanklich zu verarbeiten. Diese Situation ist vergleichbar mit einem Adrenalinschock. Dies konnte durch eine Untersuchung in einer chirurgischen Universitätsklinik nachgewiesen werden. Bei etwa zwanzig Patienten fand ein halbstündiges Aufklärungsgespräch statt, das auf Tonband aufgezeichnet wurde. Fast keiner der Patienten konnte sich später an die genauen Zusammenhänge dieses Aufklärungsgespräches erinnern. Viele Patienten leugneten, überhaupt aufgeklärt worden zu sein und waren fassungslos, als man ihnen das Tonband vorspielte.

Da wir wissen, daß die Diagnoseeröffnung Krebs einen Schock erzeugt mit völliger Überlastung der Kommunikationskanäle, sollten wir den Patienten so lange in Ruhe lassen, bis sich diese schockartige Turbulenz gelegt hat. Das dauert im allgemeinen sieben bis zehn Minuten. Anschließend sollten wir durch Fragen herausfinden, was bei dem Patienten gedanklich und emotional in diesem Zeitraum abgelaufen ist. Wir sollten so lange die entsprechenden Fragen stellen, bis dieses schockähnliche Erlebnis weitgehend aufgearbeitet worden ist. Erst dann ist der Patient überhaupt wieder in der Lage, neue Informationen aufzunehmen.

Wir sollten uns darüber hinaus hüten, in diesen ersten Minuten dem Patienten irgendwelche Mitteilungen zu machen, vielleicht noch in nachdrücklicher Form. Da die bewußten Aufnahmekanäle überlastet sind, werden unsere Äußerungen über das Unterbewußtsein aufgezeichnet und können zu posthypnotischen Befehlen werden. Hier ein Beispiel aus der Praxis: Bei einer Patientin ist wegen

144

Krebsverdachts ein Abstrich gemacht worden. An einem Freitagnachmittag erfährt sie durch den Chefarzt auf dem Flur des Krankenhauses die Diagnose: Krebs. Sie ist unter Schock, ihre bewußten Kommunikationskanäle sind völlig überlastet. Sie nimmt alles weitere nur durch ihr Unterbewußtsein auf. Der Chefarzt sagt ihr: »Wir haben heute Freitag, gehen Sie jetzt erst einmal nach Hause und kommen Sie am Montag wieder.« Dieses sagt er mit Nachdruck. Es wird deshalb bei ihr als posthypnotischer Befehl gespeichert. Ab jetzt dramatisiert die Patientin an jedem Freitag nachmittag, daß sie nach Hause müsse und am Montag wiederkomme. Dies geschah auch noch in meiner Praxis in Hamburg, das Zuhause der Patientin lag in Saarbrücken. Sie fuhr auch fast jeden Freitag nach Hause. Tat sie es nicht, geriet sie unter Spannung.

Wir gingen dem Ganzen in einem Gespräch nach und konnten die Zusammenhänge herausfinden. Durch das bewußte Wiedererleben der Situation verloren die Worte ihre posthypnotische Wirkung.

Ein noch dramatischeres Beispiel möchte ich erwähnen: Einer Patientin war auf ihre diesbezügliche Frage hin gesagt worden, daß sie wahrscheinlich nur noch ein halbes Jahr zu leben habe. Auch dies muß wie ein posthypnotischer Befehl aufgenommen worden sein, denn exakt sechs Monate nach dieser Mitteilung kam es zu einer unstillbaren Blutung aus einem Krebsgeschwür, woran die Patientin völlig überraschend und akut verstarb.

Wenn der Patient durch ein gezieltes Gespräch die Situation des Schocks wieder erlebt und völlig verarbeitet hat, ist er fähig, weitere Informationen aufzunehmen. Als nächsten Schritt sollten wir mit ihm die medizinischen Therapiemöglichkeiten besprechen. Das wird ihm den meisten inneren Halt geben, insbesondere dann, wenn er erfährt, daß die Krankheit gut behandelbar ist.

Wer einen Krebskranken behandelt, sollte darüber informiert sein, daß der Patient nach der Diagnoseeröffnung mehrere psychische Phasen durchläuft:

In der ersten Phase herrschen chaotische Gefühle wie Verzweiflung, Wut, Trauer und Angst, was meistens mit der Frage endet: Warum gerade ich? In dieser Phase sollten wir vorwiegend zuhören, nicht die Gefühle des Patienten unterdrücken, ihm auch keine falschen tröstenden Ratschläge oder Meinungen geben. Wir sollten ihm die Chance lassen, seine Gefühle voll zu erleben, um sie dann auch voll verarbeiten zu können.

In der zweiten Phase erlebt der Patient meist Wut und Zorn. Er sucht nach einem Schuldigen und projiziert diese Empfindung nicht selten auf den Arzt. Diese Phase ist gerade für den Therapeuten schwer zu ertragen, was jedoch leichter geht, wenn man um die Zusammenhänge weiß. Auch diese Phase sollte der Patient voll erleben dürfen, um sie schließlich verarbeiten zu können. Für den Arzt gilt es in dieser Phase, die Emotionen des Patienten und seine Aggressionen auszuhalten, ohne sich selbst angegriffen zu fühlen.

In der dritten Phase gerät der Patient entweder in Depression oder Apathie nach dem Motto »Ich kann mich nicht wehren, ich kann es nicht ändern«. Nun braucht der Patient unsere aktive Mithilfe, um hier wieder herauszukommen. In dieser Phase wird auch meist eine Lebensbilanz gezogen. Für den Patienten sind viele Dinge schier unerträglich geworden, er findet jedoch keinen Zugang, um sie ändern zu können. In dieser Phase brauchen Arzt und Patient nicht selten die Mithilfe einer psychotherapeutisch geschulten Person, allein schon aus Zeitgründen.

Durchsteht der Patient diesen Abschnitt, so kommt als nächstes die Phase der Änderung, der Trennung vom bisherigen Leben und die Neuorientierung. Auch hierbei braucht der Patient Hilfe.

Die angesprochenen Phasen müssen nicht lehrbuchgerecht in dieser Reihenfolge durchlaufen werden und beanspruchen auch ganz unterschiedliche Zeiträume. Der eine Patient durchläuft innerhalb weniger Stunden alle Phasen bis hin zur Neuorientierung, ein anderer bleibt in der einen oder anderen Phase für längere Zeit stecken, mancher für den Rest seines Lebens. Wir alle kennen jene Patienten, die eigentlich nur noch von Arzt zu Arzt gehen und sich darüber beklagen, was alles schiefgelaufen ist. Der Zugang zu diesen Patienten ist im allgemeinen schwierig, jedoch nicht unmöglich.

In der Phase der Erstdiagnosestellung und Diagnosemitteilung gilt es, die Kommunikation zu dem Patienten nicht abreißen zu lassen, und zwar nicht nur die Kommunikation über die medizinische Behandlung, sondern über alles, was den Patienten bewegt. Hierzu gehört auch herauszufinden, was genau der Patient mit dem Wort Krebs verbindet. Das kann sehr unterschiedlich sein. Hier einige Beispiele:

Die am häufigsten mit dem Wort Krebs verbundene Assoziation ist »sich quälen zu müssen«. Bei dieser Formulierung ist zu beachten, wer hier wen quält. Weitere Assoziationen sind: Schmerz, langes Leiden, Siechtum, Verlust von Körperfunktionen, Verlust der gewohnten Umgebung, Angst vor Verlust des Partners, der Kinder, des Lebens, Angst vor dem Alleinsein und vor dem Tod.

Es können aber auch ganz andere Assoziationen auftauchen: Angst, daß sich niemand mehr um die geliebten Katzen kümmert (tatsächliches Beispiel), Angst, sich nicht mehr allein versorgen zu können, Sorge um die Familie, Angst vor finanziellen Nöten oder dem Verlust des Arbeitsplatzes.

Die mit Krebs verbundenen Assoziationen weisen eine

Reihe von Gemeinsamkeiten auf, können jedoch auch sehr individuell sein, so daß nicht alle Möglichkeiten hier aufgezählt werden können. Dem Patienten sollte die Möglichkeit gegeben werden, diese Assoziationen bewußt »hochkommen« zu lassen, um sie dann auch verarbeiten zu können.

Nicht selten sind es Identifizierungen (Gleichsetzungen) mit bereits erlebten »Krebsfällen« wie dem Tod der Großmutter, dem Siechtum der Tante oder dem schrecklichen Leiden der Arbeitskollegin. Auch hier ist die Aufrechterhaltung der Kommunikation das Zaubermittel, um die Ängste und Belastungen, die anfangs oft nur vage wahrgenommen werden, zu verarbeiten.

Kommen wir zum Thema Aufklärung zurück. Ich selbst plädiere für eine Aufklärung, die die Lebenssituation, den Bewußtseinsstand und die Konfliktverarbeitungsfähigkeit des Patienten berücksichtigt. Berücksichtigt werden müssen auch das Stadium der Erkrankung, die Möglichkeiten der medizinischen Hilfe und der psychischen Betreuung. Da eine wesentliche Empfindung von Krebspatienten das Gefühl des »Alleingelassenwerdens« ist, sollte gerade dies vermieden werden, nämlich ihn mit der Diagnose allein zu lassen. Dann wird sie ihm nicht nützen, sondern nur zusätzlich schaden. Die Wahrheit ist sicherlich ein hohes Gut, Wahrheit ohne Hoffnung jedoch eine fast tödliche Verbindung. Der russische Dichter Dostojewski schreibt zu diesem Thema: »Was ihn am meisten quälte, war die Lüge, daß er nur krank sei und keineswegs auf den Tod darniederliege, und daß er sich nur ruhig verhalten und kurieren lassen müsse. Es quälte ihn, daß jene nicht eingestehen wollten, was alle wußten und was er auch selbst wußte. Es war ihr Wille, ihn angesichts seiner entsetzlichen Lage zu belügen, ja sie zwangen ihn selbst noch zum Lügen.«

Bei der Aufklärung der Angehörigen sind die gleichen Mechanismen zu beachten wie bei der Aufklärung des Patienten selbst. Eine Aufklärung der Angehörigen sollte im Regelfalle nur mit Einverständnis des Patienten erfolgen. Ansonsten kann es zu einer erheblichen Kommunikationsstörung zwischen den Angehörigen und dem Patienten kommen. Der Patient ahnt dann intuitiv, daß diese mehr wissen als sie aussprechen. Er wird in den seltensten Fällen nachfragen, um seine Angehörigen nicht noch mehr zu belasten. Dies führt zu schwersten Spannungen bis hin zu einer vollständigen Sprachlosigkeit. Dadurch kann sich auch das Gefühl des Patienten, allein gelassen zu sein, weiter verstärken, zumal er selbst nicht in der Lage ist, aus diesem Teufelskreis auszubrechen. Dies hat mir gerade eine Patientin erzählt: »Es war wie ein Sog, der mich immer weiter runterzog, ich konnte einfach nicht darüber sprechen, nicht um Hilfe bitten, ich hatte abgeschlossen mit meinem Leben. Mein einziger Gedanke war, die anderen nicht noch weiter zu belasten.«

Wenn ein Arzt also ein Aufklärungsgespräch beginnt, sollte er daran denken, es nicht bei dieser Zweierbeziehung zu belassen. Er sollte schauen, wer im Umkreis des Kranken helfen könnte, um diese existentiell bedrohliche Situation aufzufangen. Vielleicht gelingt es, ein ganzes Team von Helfern zusammenzustellen, wozu auch Selbsthilfegruppen gehören können. Dies ist um so wichtiger, da ja eines der Ziele der Behandlung sein muß, den Patienten aus seiner Isolation wieder herauszuführen.

Gesprächsführung

Aus den einzelnen Aspekten des vorigen Kapitels ergeben sich die wesentlichen Punkte für die Gesprächsführung. Bei einem Gespräch sind mindestens zwei Menschen anwesend. Auch wenn dies eine Banalität zu sein scheint, möchte ich es hier betonen. Im allgemeinen sind diese zwei Personen Arzt und Patient. Deshalb erscheint es mir wichtig, die Gesprächsführung einmal von beiden Seiten zu betrachten.

Nehmen wir zunächst einmal die Seite des Arztes. Der Arzt sollte sich über folgende Fragen Gedanken machen:

1. Wie schätze ich meine eigene Persönlichkeitsstruktur ein?
2. Wie schätze ich die Persönlichkeitsstruktur des Patienten ein?
3. Wie kann ich den zeitlichen und räumlichen Rahmen für ein derart wichtiges Gespräch planen und gestalten?
4. Welche Form der Aufklärung ist bei diesem Patienten die geeignetste?

In einem Gespräch treffen zwei unterschiedliche Persönlichkeiten aufeinander. Wie schätzt sich der Arzt ein? Ist er ein eher forscher Typ oder zurückhaltend, zögerlich oder entscheidungsfreudig, sachlich oder emotional? Wie schätzt der Arzt sein Gegenüber ein? Grundsätzlich sollte er auf die Persönlichkeit des Patienten Rücksicht nehmen, ohne die eigene Art völlig zu verleugnen. Ein eher forscher Arzt sollte lernen, mit einem zurückhaltenden, fast depressiven Patienten vorsichtiger umzugehen als mit einem Menschen, der ihm im Charakter ähnelt.

Der zeitliche und räumliche Rahmen für ein derartiges Gespräch ist aus gut verständlichen Gründen wichtig, wobei dem Zeitfaktor die größere Bedeutung zukommt, denn das Gespräch sollte bis zu einem klärenden Punkt geführt und dabei möglichst nicht gestört werden. Bei Zeitnot ist es besser, ein Gespräch auch einmal zu verschieben, anstatt rigoros eine kurze sogenannte Aufklärung zu betreiben.

Bei fast jedem Aufklärungsgespräch erleidet der Patient einen schweren Schock, wenn ihm die volle Bedeutung der

Diagnose Krebs bewußt wird. Dieser Schock infolge von Überlastung der Kommunikationskanäle ist äußerlich oft nur schwer zu bemerken. Dennoch – dem geübten Beobachter entgehen die Zeichen nicht: Der Patient wirkt wie erstarrt, der Blick geht ins Leere oder nach unten, der Patient erscheint wie abwesend. Dies ist der Zeitpunkt, das Gespräch zu stoppen und insbesondere keine weiteren Informationen mitzuteilen. Diese würden vom Patienten im besten Fall gar nicht mehr aufgenommen werden oder mehr oder weniger verzerrt. Nicht wenige Patienten filtern in solchen Momenten nur die Negativ-Aussagen des Arztes heraus, und man kann manchmal nur staunen, wie verdreht die »Botschaft« angekommen ist. Eine Verhaltensmöglichkeit könnte sein, jetzt zu schweigen. Ich selber schaue unmerklich auf die Uhr und warte fünf bis sieben Minuten. Das ist meist die Dauer eines solchen Adrenalin-Schocks. Danach stelle ich zunächst nur Fragen: Wie haben Sie meine Worte gerade empfunden? Was ist bei Ihnen gedanklich abgelaufen? Woran haben Sie gerade gedacht? Welche Vorstellungen haben Sie mit diesen Informationen verbunden?

Diese Phase bietet eine gute Gelegenheit, Genaueres über die Gedanken und Vorstellungen herauszufinden, die der Patient mit seiner Lebenssituation, seiner Erkrankung und der soeben eröffneten Diagnose verbindet. Dies kann sehr unterschiedlich und individuell sein. Nicht selten wird es von starken Emotionsausbrüchen wie Wut, Verzweiflung, Angst, Trauer, Tränen oder hemmungslosem Weinen begleitet. Diesen Prozeß dürfen wir nicht stören, sondern sollten ganz im Gegenteil den Patienten dazu ermuntern, seine emotionalen Reaktionen richtig und erschöpfend zu verarbeiten. Für viele Ärzte ist diese Phase nur schwer zu ertragen, da eigene Gefühle oder auch Ängste geweckt werden können. Wenn wir aber wissen, daß diese Erfahrung den Patienten enorm erleichtert, fällt es uns nicht mehr so schwer, damit umzugehen.

Ist diese Phase erfolgreich überstanden, dürfte es keine Patienten mehr geben, die behaupten, sie seien gar nicht aufgeklärt worden, beziehungsweise Ärzte, die den Patienten unterstellen, sie würden nur verdrängen. Jetzt ist der Patient frei für weitere Informationen, und er wird aufnahmebereit sein, um die nächsten Behandlungsmaßnahmen mit dem Arzt besprechen zu können.

Für den Patienten ist die Situation des Aufklärungsgespräches ungleich schwieriger, häufig weiß er ja gar nicht, was auf ihn zukommt. Ideal wäre es, wenn der Patient eine Bezugsperson auswählt, die bei jedem wichtigen Gespräch anwesend ist. Simonton schreibt dazu in seinem Buch »Auf dem Wege der Besserung« sinngemäß: Jeder Patient, der an unserem Programm teilnimmt, ist gehalten, eine wichtige Bezugsperson mitzubringen. Diese Bezugsperson wird, da sie nicht direkt betroffen ist, den Inhalt der Gespräche meist besser aufnehmen und dann in aller Ruhe später mit dem Patienten noch einmal durchsprechen können. Zu zweit läßt sich nun mal vieles besser ertragen.

Aktives Mitgestalten des Patienten an der Aufklärung stärkt seine Selbstbestimmtheit.

Dieser Aspekt der aktiven Mitarbeit des Patienten ist von herausragender Bedeutung auch für alle weiteren Gespräche und die weitere Zusammenarbeit: Der Patient sollte unter allen Umständen seine Selbstbestimmtheit erhalten beziehungsweise erlernen, wenn sie noch nicht vorhanden ist. Hierin sollte ihn der Arzt unterstützen. In einer Untersuchung an der Universitätsklinik Hamburg-Eppendorf wurde nachgewiesen, daß Patienten mit dieser Grundeinstellung deutlich weniger Nebenwirkungen durch die Behandlungen erleiden und deutlich mehr von

152

der Behandlung profitieren. Diese Grundeinstellung versuche ich jedem Patienten zu vermitteln, indem ich ihm sage: »Sie sind der Boß in Ihrem Leben, alle anderen sind nur Ihre Berater.«

Natürlich gibt es jene Patienten, die die Entscheidungen dem Arzt überlassen möchten und sich bei ihm vertrauensvoll aufgehoben fühlen. Wenn das so besprochen würde, ist es sicherlich auch gut für diese Patienten.

Zum Abschluß dieses Kapitels soll ein Thema nicht vergessen werden: der Tod. Wird dieses Thema ausgespart oder verdrängt, so kann es zu unnötigen Spannungen führen – sowohl für den Arzt wie für den Patienten.

Der menschliche Körper ist endlich und unterliegt damit den Gesetzen des Wachsens und Vergehens. Dies gilt für das gesamte menschliche Leben, das immer mit dem körperlichen Tod endet.

Auch bei der Krebskrankheit scheint es einen Punkt zu geben, wo der Körper nicht mehr zu retten ist. Diese Thematik mit dem Patienten anzusprechen, gehört mit zu dem Schwierigsten bei der Behandlung von Krebspatienten. Wann helfe ich dem Patienten mit einem solchen Gespräch? Wann schade ich ihm, indem ich ihm seine Hoffnung raube?

Von der ärztlichen Seite kann ich nur raten, bereit zu sein zu einem Gespräch über den Tod. Bin ich innerlich wirklich bereit zu einem solchen Gespräch, so werde ich auch die feinen Signale des Patienten erspüren, wenn diese Thematik angezeigt ist. Wieweit ich in der Lage bin, über dieses Thema mit dem Patienten zu reden, das hängt von meiner Einstellung, meinem Bewußtseinsstand und von meinem Glauben an die letzten Dinge ab.

Aus christlicher Sicht endet das Leben nicht mit dem Tod des Körpers. Die Seele verläßt den Körper und tritt über in eine andere Welt, die wir das Jenseits nennen. Es gibt viele Berichte über diesen Grenzbereich, insbesondere aus den Informationen über die Nahe-Todes-Erfahrung. Für den Arzt ist wichtig, den Patienten in dieser letzten Zeit nicht alleine zu lassen und ihm zu helfen, ohne große seelische oder körperliche Schmerzen den Körper und damit diese Welt zu verlassen.

5
Therapie

Dies ist ein Kapitel der Hoffnung, einer Hoffnung auf echte Heilung bei Krebs. In diesem Buch haben wir uns eine neue Betrachtungsweise der Krebskrankheit erarbeitet: Krebs entsteht wie alle anderen Krankheiten durch einen »Energiestau« nicht verarbeiteter Konflikte und Probleme. Ein »Energiestau« entsteht, wenn zu einem Thema zwei gegensätzliche Programme (=Gedanken und Vorstellungen) gleichzeitig aktiv sind. Das Grundthema bei Krebs ist Selbstentfremdung sowie Gefühl von Verlust, Trennung und Isolation.

Der »Energiestau« äußert sich zunächst nur im Empfindungsbereich als Mißempfindung (Isolationsempfinden), bei Zunahme als körperliche Beschwerde und schließlich als organische Erkrankung. Jede organische Krankheit, und damit auch die Krebskrankheit, entsteht, wenn durch den »Energiestau« eine genetische Programmänderung eingeschaltet wird, die dem Informationsgehalt des »Energiestaus« entspricht. Bei der Krebskrankheit ist dies der Informationsgehalt von Isolation und Verlassenheit. Der Konfliktbereich, in dem dies empfunden wird, bestimmt die Organwahl für die Krebskrankheit.

Das genetische Programm, das dem Informationsgehalt von Isolation und Verlassenheit entspricht, ist das Pro-

155

gramm des Einzellers. Dieses Programm war vor etwa drei Milliarden Jahren für das Leben der ersten Einzeller zuständig und ist weiterhin in jeder einzelnen Körperzelle vorhanden, allerdings unterdrückt durch entsprechende Gene (sogenannte Repressor-Gene). Krebs ist also keine »bösartige Neubildung«, sondern die genetisch-körperliche Umsetzung des alten Programms »Einzeller« (= Alleinzeller). Krebs ist somit eine Transformation einer Energieform (Gedanken und Empfindungen) in eine andere (genetische Veränderung) bei gleichbleibendem Informationsgehalt.

Mit diesem neuen Wissen über die Entstehung der Krebskrankheit, über Energie und Programme, können wir jetzt einen neuen Therapie-Ansatz wagen, ohne die bisherigen medizinischen Behandlungen aufgeben oder gar verteufeln zu müssen. Die rein medizinischen Behandlungsmaßnahmen werden deshalb in diesem Abschnitt auch nur kurz gestreift, da sie in vielen anderen Büchern bereits ausführlich beschrieben sind. Das Hauptaugenmerk liegt hier auf den psychischen und psychosomatischen Aspekten der Behandlung.

Primärtherapie

In der Krebstherapie unterscheiden wir grundsätzlich drei unterschiedliche Situationen: die Primärtherapie, also die Therapie beim ersten Erkennen einer Krebskrankheit, dann die Therapie im Stadium eines Rezidivs (Wiederauftreten der Krankheit) oder der Metastasierung (Ausbreitung der Krankheit auch auf andere Organe) und schließlich die Nachsorge, das heißt nach erfolgreicher Behandlung.

Die Primärtherapie erfolgt, wenn die Krebskrankheit erstmalig diagnostiziert wird. Der Patient ist wegen körperlicher Symptome oder selbst erhobener Befunde (zum Beispiel ein Hautknoten) zum Arzt gegangen. Dieser hat eine Reihe weiterer Untersuchungen vorgenommen und schließlich die Diagnose beziehungsweise die Verdachts-Diagnose einer Krebskrankheit gestellt.

Werden Arzt und Patient mit der Diagnose Krebs konfrontiert, so setzt automatisch ein bestimmter Mechanismus ein: keine Zeit verlieren. Es scheint so, als ob das Leben des Patienten davon abhänge, sofort die Therapie einzuleiten und möglichst schnell eine Operation durchführen zu lassen. In aller Eile wird ein Krankenhausbett besorgt, und der Patient gerät in einen Zeitdruck, in dem er – ohnehin wie betäubt – kaum mehr Fragen stellen und kaum mehr mitentscheiden kann. Da dieses Vorgehen von kompetenter Stelle erfolgt, fügen sich die meisten Patienten in diesen Ablauf.

Dennoch wäre ein ganz anderes Vorgehen angezeigt: besser eine gute als eine schnelle Entscheidung. Für den in der Onkologie erfahrenen Arzt gibt es in diesem Fachgebiet fast keine Situation, die eine schnelle Entscheidung notwendig macht. Besser ist, die Situation sorgfältig zu bedenken, nötigenfalls kompetenten Rat aus anderen Fachgebieten einzuholen, ein Gesamtkonzept zu erarbeiten und dies in aller Ruhe mit dem Patienten zu besprechen. Hierzu gehört auch, wie bereits geschildert, den Patienten aus seinem Schockzustand herauszuholen. Dies kann durch folgende Fragen geschehen: Was macht die Diagnose Krebs mit Ihnen? Welche Vorstellungen sind mit diesem Wort verbunden? Wie haben Sie innerlich auf die Eröffnung der Diagnose reagiert? Hier wird jeder Arzt seinen eigenen Fragenkatalog zusammenstellen, mit dem er dem Patienten helfen kann, aus seiner inneren Ohnmacht herauszukommen. Ist dies geschehen, wird der Patient auch in aller Ruhe und ohne Entmündigung an der oder den notwendigen Entscheidungen teilnehmen können. Denn schließlich ist er der Hauptakteur in seinem Leben und sollte diese Rolle auch weiterhin behalten.

Dieses Vorgehen hat nicht nur kosmetische Effekte. Wenn der Patient seinen Anteil an der Entscheidung zum weiteren Vorgehen beiträgt, wird er wesentlich ruhiger auf eine eventuell nötige Operation vorbereitet sein und sie überstehen. Dies habe ich einmal am eigenen Leibe erlebt, als ich zu einer Röntgenuntersuchung in Narkose gedrängt wurde, ohne ihren Sinn wirklich einzusehen. Die Folge war, daß mir trotz einer nur kurzen Narkose ziemlich übel wurde und ich mich übergeben mußte. Man beachte den doppelten Sinn des Wortes »sich übergeben«.

Der Erstkontakt im Rahmen einer jeden Erkrankung, speziell der Krebserkrankung, sollte beinhalten, daß sich zwei gleichwertige Partner treffen. Zwar verfügt der Arzt über die größere Sachkompetenz, die Hauptperson ist jedoch der Patient, der unter keinen Umständen seine Integrität (hier: innere Unverletzlichkeit), seine Würde und Selbstbestimmtheit verlieren sollte. Der Arzt hat nicht das Recht, sich über den Patienten aufzuschwingen, er sollte sich immer bewußt sein und bleiben, daß er lediglich Berater ist. Sollte der Patient wünschen, daß der Arzt die Entscheidungen übernimmt, kann er dies immer noch signalisieren. Dieses Vorgehen hat den Vorteil, daß der Patient aktiv an jedem Behandlungsschritt, an jeder Entscheidung mitwirken kann und somit nicht das Gefühl der Überwältigung erleidet (»Ich muß mich übergeben«). Denn er muß schließlich die Behandlungsmaßnahmen tragen und auch ertragen. Dieses Vorgehen ist ein wesentlicher Beitrag zur Gesundheit, denn alle Therapiemaßnahmen werden auf diese Weise besser überstanden.

Ein Patient, dem rechtzeitig mitgeteilt wird, daß kein Zeitdruck besteht und alle Therapiemaßnahmen sorgfältig überlegt werden können, wird ein hohes Maß an Erleichterung erfahren. Dies führt zur Entspannung und inneren Entkrampfung, was auch körperliche Vorgänge einschließlich der Abwehrfunktionen beinhaltet. Patienten, die aktiv an allem mitwirken (dürfen), haben auch bessere Überlebenschancen. Dies ist durch Untersuchungen belegt.

Die Therapie der Krebskrankheit richtet sich nach dem Bewußtseinsstand des Patienten sowie nach dem Bewußtseinsstand und der Kompetenz des Arztes. Der heute noch vorherrschende allgemeine Bewußtseinsstand über Krebs geht davon aus, daß es sich um eine rein körperliche Erkrankung handelt, die auch rein körperlich zu behandeln ist. Die körperlichen Behandlungsmethoden, die dem Schulmediziner zur Verfügung stehen, sind die Operation, die Bestrahlung, die Chemotherapie und bestimmte Formen der Immuntherapie. Die Kompetenz des Arztes liegt darin, die richtige Behandlungsmethode auszuwählen und/oder die entsprechenden Fachkollegen zur Teamarbeit mit hinzuzuziehen. Dies nennen wir interdisziplinäre Zusammenarbeit, das Zusammenarbeiten der einzelnen Disziplinen (=Fachgebiete), zu denen im allgemeinen die Chirurgie, die Gynäkologie, die Urologie, die internistische Onkologie, die Hämatologie (Lehre von den Blutkrankheiten), die Strahlentherapie und die Pathologie (Lehre von den Krankheiten, hier speziell zur feingeweblichen Untersuchung eingesetzt) gehören.

Für den Patienten ist es durchaus zulässig, die Kompetenz (Fähigkeiten und Sachverstand) des behandelnden Arztes zu hinterfragen. Ebenso ist es legitim, wenn der Patient eine zweite Meinung eines anderen Arztes oder einer sonstigen sachverständigen Stelle einholt. Sicherlich kann es manchmal für die Ärzte lästig sein, wenn sie eine für sie offenkundig sinnvolle Therapie ständig erklären sollen. Doch für den Patienten schafft es einen hohen Grad der inneren Beruhigung, wenn er sicher ist, sich »in guten Händen« zu befinden.

Der Patient sollte nur wenige Stellen befragen und auch bei dieser Befragung sorgfältig auf die Kompetenz der Befragten achten, denn viele werden ihre Empfehlung abgeben. Da sind die Verwandten, die Freunde, die Nachbarn, die Medien, die befreundeten Ärzte – alle haben wohlmeinende Ratschläge zur Hand. Gerade wegen dieser verwirrenden Vielfalt von Therapievorschlägen ist es immer wichtig, zu fragen: Ist der Betreffende wirklich befähigt, ein sachgerechtes Urteil abzugeben? Mit dieser Frage kann der Patient schnell die Spreu vom Weizen trennen.

Mit der Frage nach der Kompetenz ergibt sich auch die Frage nach der ärztlichen Führung in der Therapie. Diese Frage sollte der Patient ebenfalls stellen und für sich eindeutig beantworten, denn sonst besteht die Gefahr, zwischen die Fronten ärztlicher Expertenmeinungen zu geraten. Dies habe ich selbst einmal bei einer einfachen Knieverletzung erfahren: »drei Ärzte – vier Meinungen«. Selbst als Mediziner war ich völlig verunsichert und wußte eine Zeitlang nicht, was ich tun sollte. Dann entschied ich, mich dem anzuvertrauen, dessen Rat ich für den kompetentesten hielt, und nur noch seinem Ratschlag zu folgen. Das war eine gute Entscheidung, die auch den gewünschten Erfolg brachte. Wichtig ist also die Entscheidung, mich innerhalb eines Zeitraums von ein bis zwei Wochen dem Urteil eines Arztes anzuvertrauen. Dieser Arzt sollte auch die Führung der Behandlung übernehmen.

Ein Patient profitiert enorm, wenn er dem Arzt, dem er die meiste Kompetenz und das meiste Vertrauen zuspricht, die ärztliche Führung übergibt. Er gewinnt an innerer Ruhe und Ausgeglichenheit. Dies hat auch körperliche Auswirkungen auf die Abwehrfunktionen. Ein Patient, der unruhig nach immer besseren Therapiemöglichkeiten sucht, steht unter hoher Spannung und schwächt sich damit selbst. Deshalb gilt: die Kompetenz der Ratgeber prüfen, sich in Ruhe beraten lassen, dann eine Entscheidung fällen und zu dieser Entscheidung auch stehen.

Der Patient darf also dem Arzt, der die Erstdiagnose stellt, folgende Frage stellen: »Wer ist kompetent für die Therapie dieser Erkrankung?« Der souveräne Arzt wird diese Frage als gerechtfertigt auffassen und unter dem Gesichtspunkt beantworten: Wem würde ich die Kompetenz zutrauen, wenn jemand aus meiner Familie erkrankt wäre? Diese Frage wird fast jeder Arzt ehrlichen Herzens beantworten, da kann der Patient sicher sein, denn Verantwortungsgefühl und Ethik des ärztlichen Berufsstandes sind hoch. Somit wird der Patient in der Regel zu dem Arzt gelangen, der über die nötige Kompetenz für die weitere Therapie verfügt. Das kann durchaus der erstbehandelnde Arzt sein.

Ist die Frage nach der Kompetenz geklärt, so kann der Patient in Ruhe alle Fragen abklären, die die weitere Behandlung betreffen. Wichtig ist, daß er selbst Sinn und Notwendigkeit der weiteren Therapiemaßnahmen versteht. Er stellt also folgende Fragen: »Wie ist das Ergebnis der Behandlung? Das Risiko? Wie ist die Abwägung von Nutzen und Risiko?« Auch wenn nicht alles in allen Einzelheiten erörtert wird, so wird sich der Patient jetzt ein gutes Bild über die Krankheit und die Behandlungsmöglichkeiten machen können, um selbst an der Entscheidung mitzuwirken, hinter der er dann auch voll stehen kann. Das spart Energie. Beim heutigen Bewußtseinsstand von Arzt und Patient wird die erste Behandlungsmaßnahme in der Regel eine *Operation* sein. Die damit befaßten Fachgebiete sind die Chirurgie, die Gynäkologie, die Urologie oder auch in seltenen Fällen andere Fachgebiete. Auf spezielle Fragen zum Gebiet der Operationen kann ich im

Rahmen dieses Buches nicht eingehen, hier sollten die entsprechenden Fachärzte befragt werden. Ich möchte allerdings an dieser Stelle auf einen besonderen Aspekt der Operation eingehen:

Wir haben gelesen, daß Krebs entsteht, weil die vom Individuum empfundene Isolationsenergie vom Bewußtsein verdrängt wird und auf der Körperebene das genetische Programm des »Einzellers« hervorruft. In jeder Krebszelle steckt damit die (sinngemäß zu verstehende) Information »allein«. Da es sich auch bei den körperlichen Vorgängen nur um transformierte Energie handelt, strahlt jede Krebszelle sinngemäß aus: »Ich bin allein/allein gelassen«. Bei einem Krebsknoten von etwa einem Zentimeter Durchmesser handelt es sich um etwa 10^9 bis 10^{10} Zellen. Wir beginnen zu ahnen, um welche enorme Ausstrahlung es sich dabei handelt. Menschen mit einem Krebsknoten tragen also buchstäblich einen Sender mit sich herum, der in das Unterbewußtsein eingibt: allein/allein gelassen. Das hört sich vielleicht etwas makaber an, entspricht jedoch leider der Wirklichkeit, wie sich durch gezielte Gespräche jederzeit herausfinden läßt.

Ein Beispiel habe ich gerade wieder bei einer Patientin erlebt. Sie erlitt einen Rückfall ihres Lungenkrebses. Obwohl es ihr sehr schlecht ging, war sie nicht in der Lage, ihre Geschwister und Freunde anzurufen und um Hilfe zu bitten. Sie mochte die anderen einfach nicht belasten – womit eigentlich?

Wie dieses Programm unbewußt ausstrahlt, erlebte ich ebenso bei einer anderen Patientin, die vor etwa fünf Jahren eine Krebsoperation erfolgreich überstanden hatte. Während eines Aufenthaltes in einer Kurklinik lernte sie eine dortige Mitarbeiterin kennen. Diese erkrankte wenig später an Krebs, und zwar so schwer und so schnell, daß sie schon wenige Monate danach verstarb. Als ich nun mit der Patientin hierüber sprach und sie fragte, was sie an dem Ganzen am meisten belaste, fing sie an zu weinen und sagte unter Tränen: »Man hat sie einfach allein gelassen.«

Eine Operation hat somit eine doppelte Bedeutung. Zum einen wird der wachsende Krebsknoten entfernt, zum anderen wird in den Kreis Gedanken – körperliches Geschehen eingegriffen. Mit dem Entfernen des Krebsknotens wird auch die Strahlenquelle entfernt, die dem Betreffenden ständig suggeriert: allein, allein gelassen.

War der Krebsknoten der Ausdruck einer nur einmaligen und kurzfristigen Aktivierung des besagten Programms, so wird kein weiterer Krebs entstehen. Aber selbst bei weiter aktiviertem Programm muß erst wieder ein Schwellenwert an aufgestauter Energie erreicht und überschritten werden, um körperlich-genetisch das Wachstum von Krebszellen anzuregen.

Bei Menschen, bei denen das Programm weiterhin aktiv ist, ohne daß im Augenblick ein Krebsknoten vorhanden ist (sichtbar oder unsichtbar), besteht natürlich die Angst, »daß es weitergeht«. Unter diesem Gesichtspunkt gesehen ist die Angst durchaus berechtigt. Bei den Menschen, bei denen das besagte Programm nur kurzfristig aktiviert war und zum Erscheinungsbild eines Krebsknotens geführt hatte, besteht nach Herausnahme des Krebsknotens die Angst, daß es (das Programm und damit das Gefühl des Alleinseins, der Isolation) »wiederkommt«. Diese beiden Ängste werden von fast allen Krebspatienten nach der Operation geäußert (»daß es weitergeht«, »daß es wiederkommt«). Unter den hier beschriebenen Zusammenhängen sind diese Aussagen nur zu gut verständlich.

Die Diagnose Krebs löst ohnehin bei jedem Betroffenen schwerste Ängste aus, vielleicht sogar die schwersten Ängste überhaupt. Aufgrund der Assoziation mit Leiden und

Tod mag das verständlich sein, nach erfolgreichen Operationen erscheint diese Angst weniger verständlich.

Als weitere Beobachtung möchte ich anfügen, daß bei Patienten, die wegen Karzinophobie (Angst vor Krebs) zu mir kamen, immer die Angst dahintersteckte, eines Tages allein und isoliert dazustehen. Wurde dieser Punkt aufgearbeitet und verarbeitet, so verschwand auch die Krebsangst.

Eine Operation kann also unter rein körperlichen Gesichtspunkten eine effektive Maßnahme sein. Dies gilt auch unter dem Aspekt, die Krankheit von der psychischen Seite her zu behandeln, das heißt, das Programm beziehungsweise den Programmkomplex zu bearbeiten und durch Erkenntnis komplett aufzulösen. In jedem Fall nimmt die Strahlungsquelle »Allein/allein gelassen« ab oder verschwindet vorübergehend ganz. Damit ist die Aufgabe für eine spätere Gesprächstherapie leichter geworden, ohne die letzten Endes keine echte Heilung erzielt werden kann.

Die *Strahlentherapie* ist ein eigenständiges Fach mit speziell ausgebildeten Ärzten. Da ich selbst über keine Kompetenz auf diesem Gebiet verfüge, muß ich mich ganz auf den Ratschlag dieser Fachleute verlassen können. Auch die Strahlentherapeuten sollten souverän folgende Fragen beantworten können: Würde ich bei mir selbst oder einem nahen Angehörigen die gleiche Therapie ansetzen? Wie ist das Verhältnis von Nutzen und Risiko? Welche Konsequenzen hätte es, wenn ich keine Strahlentherapie durchführen ließe? Welche Nebenwirkungen habe ich zu erwarten und welche Therapiemöglichkeiten gibt es in solchen Fällen?

Die Strahlentherapie ist, wie die Chirurgie, eine Behandlungsmaßnahme, die nur an dem Ort wirkt, wo sie direkt eingesetzt wird, allerdings mit einer Ausnahme: Die Nebenwirkungen einer chirurgischen Therapie sind rasch erkennbar, meist innerhalb weniger Tage. Die Nebenwirkungen der Strahlentherapie können noch in einem Zeitraum von bis zu einem bis anderthalb Jahren auftreten.

Über die *Zytostatika-Therapie* existieren viele Horrorgeschichten. Dies hat mehrere Gründe und muß sehr differenziert betrachtet werden. Unter dem Oberbegriff Zytostatika-Therapie verbergen sich Behandlungsmaßnahmen von sehr milder Wirkung bis hin zu äußerst intensiven Behandlungen, die nur unter hohem Aufwand und unter stationären Bedingungen in einem Krankenhaus durchgeführt werden können. Bei hochakuten Leukämien oder fortgeschrittenem Hodenkrebs beispielsweise läßt sich ein Erfolg nur unter höchstem Aufwand im Krankenhaus erzielen. Bei diesen Therapien werden starke Nebenwirkungen in Kauf genommen, die dann allerdings im Krankenhaus auch entsprechend mitbehandelt werden können.

Die sonstigen Zytostatika-Therapien werden im allgemeinen recht gut vertragen, die gefürchteten Nebenwirkungen von Übelkeit, Erbrechen und Haarausfall treten gar nicht oder nur in einem geringen Umfang auf und sind durch entsprechende Maßnahmen gut beherrschbar. Dieser Effekt ist allerdings von der Erfahrung des behandelnden Arztes im Umgang mit den Zytostatika abhängig.

Auch der Arzt, der eine Zytostatika-Therapie anbietet und durchführt, muß die bereits mehrfach erwähnten Fragen nach Sinn, Nutzen und Risiko beantworten können. Ein Patient, der sich mit Vertrauen und ohne Angst einer Zytostatika-Therapie unterzieht, wird wenig oder kaum Nebenwirkungen haben. Das ist nachgewiesen. In unserer Praxis wird aus diesem Grund eine Zytostatika-Therapie nur dann begonnen, wenn der Patient die Entscheidung hierfür eindeutig mitträgt und ohne Angst ist.

In der weiterführenden Behandlung wird nicht selten eine zusätzliche *Hormontherapie* empfohlen. Diese Hormontherapie beinhaltet im allgemeinen ein Ausschalten entweder der weiblichen oder der männlichen Hormonfunktion. Während das Ausschalten der weiblichen Hormonfunktion im allgemeinen wenig offensichtliche Nebenwirkungen hat, hat das Ausschalten der männlichen Hormonfunktion einige nicht vermeidbare Konsequenzen: Impotenz und Verweiblichung (Brustbildung). Diese Nebenwirkungen müssen vorher angesprochen werden, so daß der Patient hierbei unter Abwägen von Nutzen und Risiko den Sinn der Behandlung verstehen und die entsprechende Entscheidung mittragen kann.

Erfolgt die Hormontherapie durch Medikamente, so sind die möglichen Nebenwirkungen rückbildungsfähig. Anders ist das bei operativen Verfahren, wie dem Ausschalten der Keimdrüsen (Eierstöcke, Hoden). Hier sind die Nebenwirkungen unwiderruflich.

Nachsorge

Wenn ein Patient die Primärtherapie erfolgreich überstanden hat (zumeist Operation und/oder Bestrahlung), dann kann er meist davon ausgehen, daß sein Körper frei von Krebszellen geworden ist. Eine Heilung im eigentlichen Sinne wäre allerdings erst erreicht, wenn auch die Veranlagung zur Krebsentstehung beseitigt ist. Nach dem, was wir in diesem Buch bisher erfahren haben, kann dies jedoch nur auf mentalem Wege, auf der geistigen Ebene geschehen. Dies spürt ein Teil der Patienten intuitiv. Er äußert es als Angst, »daß es wiederkommt«. Was kommt wieder? Zunächst ist natürlich der faßbare, medizinisch erkennbare Krebsknoten gemeint. Tiefgründiger gemeint ist allerdings, daß die innere Situation erneut auftritt, die ein Krebswachstum erst ermöglicht.

Frau T. wird seit ungefähr zehn Jahren von mir betreut. Vor etwa zehn Jahren erkrankte sie an Brustkrebs und wurde erfolgreich operiert. Vor vier Jahren bekam sie einen Rezidivknoten auf der Haut. Auch dieser wurde entfernt. Nun hat sie seit zwei Monaten Lebermetastasen. Als sich die ersten Vermutungen anhand von Blutuntersuchungen und der Ultraschalluntersuchung der Leber bewahrheiteten, mochte ich der Patientin dies nicht mitteilen. Ich befürchtete einen erneuten Schock, der zu einem schnelleren Fortschreiten der Krankheit beitragen könnte. Auf der anderen Seite stand meine Sorge, daß die Patientin das Vertrauen verliert, wenn sie diese Diagnose auf anderem Wege, über körperliche Beschwerden und eventuelle Untersuchungen bei anderen Ärzten erfährt. Dann wäre das Vertrauen gebrochen, und die Patientin könnte Mißtrauen gegenüber den Ärzten bekommen. Ich entschloß mich zur Offenheit, zur Mitteilung der »Wahrheit« in mehreren Etappen. So hatte die Patientin Zeit zur Auseinandersetzung mit dieser neuen Situation und konnte die Informationen verarbeiten. Frau R., eine Freundin und Arbeitskollegin, befragte mich wenig später nach dem eigentlichen Sinn der Nachsorgeuntersuchungen: »Warum werden denn diese ganzen Untersuchungen, dieses Überprüfen von Tumormarkern gemacht, wenn dann doch urplötzlich eine Situation entstanden ist, die zu wenig Hoffnung (wir wissen inzwischen: in rein medizinischem Sinne) Anlaß gibt?« Dies gab mir eine Gelegenheit, erneut über den eigentlichen Sinn der Nachsorge nachzudenken.

Wenn Krebs beim Menschen entstanden ist und der Krebsknoten mit medizinischen Methoden erfaßbar wird, dann ist die Krankheit schon eine Weile aktiv. Sie ist meist Monate, wenn nicht sogar Jahre zuvor »angesprungen«. Meine Vorstellungen, wie die Krebskrankheit entsteht, habe ich bereits ausführlich dargelegt: Es sind gedankliche Programme im mentalen Bereich, die gegeneinander stehen, vom Bewußtsein mehr oder weniger unbemerkt. Dies führt zu einer inneren Aufladung, bis schließlich auf der körperlichen, der genetischen Ebene ein entsprechendes Programm anspringt, um diesen Aufstau an Energie zu verarbeiten. Die Krebszelle ist dann ein Spiegelbild der in diesem Aufstau vorhandenen Information. Was medizinisch behandelt wird durch Operation, Bestrahlung und Chemotherapie, ist lediglich die körperliche Auswirkung dieses Prozesses in Form des Krebsknotens. Wenn dies als Heilung dargestellt wird, so ist es ein nicht zutreffender Begriff. Es handelt sich lediglich um die Entfernung der körperlichen Erscheinungsformen der oben angedeuteten Vorgänge.

Bei einer Nachsorge müßte daher der eigentliche, der mentale Störungsprozeß unter die Lupe genommen werden. Erst wenn dieser dem Patienten bewußt wird und infolge richtiger Verarbeitung nicht wieder auftreten kann, könnte von einer umfassenden Heilung gesprochen werden. Dies wäre dann eine tatsächliche Nachsorge.

Die derzeitige Nachsorge umfaßt zweierlei: die Untersuchungen, die ein erneutes körperliches Krebswachstum möglichst frühzeitig erkennen lassen, und die vorbeugenden Maßnahmen, um ein erneutes Wachstum zu verhindern.

Die Kenntnisse, wie die eigentliche Auslösung einer Krebserkrankung verhindert oder behoben werden kann, sind bis heute nicht allgemein anerkannt. Deshalb bleiben die vorbeugenden Maßnahmen unspezifisch, unklar und unterschiedlich. Manche Ärzte raten ihren Patienten, daß sie »nur ruhig weiterleben« sollten wie bisher. Das befriedigt viele Patienten nicht mehr. Andere legen den Schwerpunkt auf die Ernährung, was in einzelnen Fällen zu geradezu grotesken Ernährungsplänen führt. Manche haben dabei aus dem Gebiet der Ernährung eine Spezialwissenschaft mit ideologischem Einschlag gemacht.

Hier wird die Ernährung als Allheilmittel angeboten, eine Rolle, die sie einfach nicht leisten kann. Die Ernährung stellt allerdings einen wichtigen Teil in der Nachsorge dar, indem sie den Patienten aktiviert, selbst etwas für die eigene Gesundheit zu tun und so wieder Mitverantwortung zu tragen. Ich denke, daß diese neue Einstellung eine wichtige Rolle für die inneren Abwehrkräfte spielt.

Eine weitere Maßnahme der Nachsorge wird meines Erachtens völlig unterschätzt, vermutlich weil sie so einfach ist, nämlich die Bewegung. Vermehrte Bewegung und verstärkte körperliche Aktivität führen in jedem Fall zu Streßabbau. Dies wissen alle Sportler. Insbesondere die Menschen mit Lust am Jogging können hiervon berichten. Regelmäßige körperliche Bewegung mehrfach in der Woche, am besten bis hin zum leichten Schwitzen, entspannt und führt zu einer Stärkung der Immunabwehr. Dies läßt sich auch durch Messung der Abwehrfunktionen und der Streßhormone eindeutig nachweisen. Der Einfluß von verstärkter körperlicher Bewegung auf den Verlauf einer Krebskrankheit wurde in einer großen Studie zum Colon-Karzinom nachgewiesen: Patienten mit verstärkter körperlicher Bewegung hatten eindeutig weniger Rückfälle oder Metastasenbildung nach primärer Krebsoperation. Konsequente, regelmäßige körperliche Bewegung im Rahmen der eigenen Möglichkeiten und unter vernünftiger Beachtung von Alter und körperlicher Verfassung wird von mir aus diesem Grunde den Krebspatienten in der Nachsorge dringend empfohlen.

Für die wichtigste Maßnahme zur Vorbeugung einer erneuten Krebskrankheit halte ich die positive innere Einstellung. Dies kann durch eine einfache, mehrfach täglich verinnerlichte positive Selbstprogrammierung erfolgen. Diese könnte sinngemäß lauten: »Ich bin gesund und habe Vertrauen in mein Leben.« Dies klingt zunächst zu simpel und fast naiv. Dennoch hat es einen großen Einfluß auf den, der es wirklich täglich praktiziert. Dabei ist das Wort Vertrauen ein Gegenpol zu unterschwelliger Angst. Die täglich konzentriert durchgeführte Affirmation (Bekräftigung) führt zur inneren Ruhe ähnlich wie die formelhaften Leitsätze beim autogenen Training. Wenn wir die positive innere Einstellung vertiefen wollen, so können wir als Affirmation einen weiteren Satz nehmen: »Ich finde Halt in mir selbst.« Wer einmal die Auswirkung einer solchen Affirmation bei Patienten erlebt hat, wird sicherlich überrascht sein.

Diese drei Maßnahmen, nämlich Ernährung, Bewegung und positive innere Einstellung, werden von mir jedem Patienten empfohlen.

Nach dem Aspekt der Vorbeugung (als Bestandteil der Nachsorge) kommen wir nun zu den Nachsorgeuntersuchungen. Deren Ziel ist es, das eventuelle Wiederauftreten von Krebsknoten so frühzeitig zu erkennen, daß die Therapie Heilungschancen bietet. Gelingt dies und tritt das Rezidiv in einer Form auf, daß es wiederum vollständig entfernt beziehungsweise behandelt werden kann, so ist dies ein erheblicher Gewinn für den Patienten.

In einer Vielzahl von Fällen entdecken wir zwar frühzeitig das Krebsrezidiv, doch dessen Form läßt eine erneute erfolgreiche Behandlung nicht zu. Dies kann der Fall sein, wenn das Rezidiv als Leber-, Lungen-, Knochen- oder Gehirnmetastasen auftritt. In einzelnen Fällen kann auch hier noch erfolgreich therapiert werden, in vielen Fällen jedoch nicht. Dies führt zu einem Dilemma: Das Ergebnis der Nachsorgeuntersuchungen zeigt zwar einen Erfolg, dieser kann jedoch nicht umgesetzt werden in eine erfolgreiche Behandlung. Somit wird das frühzeitige Erkennen von Rezidiv oder Metastasenbildung zu einer erheblichen Belastung für Arzt und Patient.

In dieser Situation hat die ältere Ärztegeneration zumeist empfohlen, dem Patienten nichts mitzuteilen. Das kann durchaus vordergründige Vorteile haben. Der Arzt ist nicht unmittelbar konfrontiert mit den seelischen Auswirkungen der Diagnoseeröffnung und somit dem Schockerleben des Patienten. Der Patient seinerseits wird nicht zu einem Zeitpunkt mit einer Diagnose konfrontiert, da ihm keine Behandlung mit sicheren Erfolgsaussichten angeboten werden kann.

Es gibt nicht wenige, die behaupten, daß ein solches Schockerlebnis mit den damit verbundenen geringen Heilungsaussichten zu einer Verschlimmerung der Erkrankung und zu einem frühzeitigen Lebensende führt. Das ist bisher weder eindeutig bewiesen noch widerlegt. Das frühzeitige Erkennen eines Rezidivs oder einer Metastasierung ohne Möglichkeiten der körperlichen Heilung führt allerdings zu einer enormen seelischen Belastung des Patienten bis hin zu schwersten Ängsten. Somit kann die ausgefeilte medizinische Diagnostik einerseits zum Segen, andererseits auch zum Fluch für den Patienten werden.

Es ist schwer und fast unmöglich, in diesem Dilemma einen goldenen Mittelweg zu finden. Es bedarf großer Erfahrungen des Arztes auf dem Gebiet der Krebserkrankungen und der sehr individuellen Nachsorgemaßnahmen, um diesem Zwiespalt weitgehend auszuweichen. Ganz vermeiden lassen wird es sich sicherlich nicht. Zu diesem Dilemma gehört auch, ob es gelingt, den Patienten im Glauben an seine gute Gesundheit zu lassen oder gerade hierdurch das Vertrauen zutiefst zu erschüttern. Solange die Nachsorge und damit die eigentliche Behandlung nicht auf den wirklichen Bereich der Krankheitsentstehung, nämlich den mentalen Bereich, abzielt, wird dieses Dilemma bleiben.

Neubeginn

Wenn die Diagnose Krebs gestellt und dem Patienten mitgeteilt wurde, wenn die Primärtherapie – zumeist erfolgreich, meist als Operation – überstanden ist, dann ist im Leben dieses Patienten nichts mehr wie vorher. Er ist erstmalig, wenngleich auch nur gedanklich, mit dem Tod in Berührung gekommen. Nur wenige Patienten verdrängen das ganze Geschehen und tun so, als wäre nichts passiert.

Eine Betroffene, heute Leiterin einer Selbsthilfegruppe, beschreibt dies so: »Es war am 12. September 1982, als eine Krebsoperation mein Leben in völlig neue Bahnen lenkte. Genaugenommen wurde ich an diesem Tage, mit 41 Jahren, zum zweiten Mal geboren. Denn aus dem Menschen von damals ist ein neuer Mensch geworden. Doch der Schicksalsschlag von 1982 hat mein Leben nicht etwa verdunkelt, sondern er hat es positiver werden lassen. Ich bin besinnlicher geworden, habe gelernt, im Heute zu leben und danke für jeden neuen Tag mit all seinen Licht- und Schattenseiten. Ich kann die Menschen annehmen, wie sie sind – akzeptiere ihre guten und auch die weniger guten Seiten und Eigenschaften. Ich habe gelernt, daß man immer nur sich selbst ändern kann – niemals einen anderen.«

Vielen Menschen ist klar, daß sie in ihrem Leben einiges ändern müssen. Aber was und wie? Lassen Sie mich hier eine Reihe von Themen behandeln, die von Bedeutung sind.

Konflikte: Bei vielen Menschen bestehen lange andauernde, schwelende, manchmal eher unterschwellige Konflikte, entweder im privaten oder im beruflichen Bereich. Diese Konflikte sollten nun angeschaut und gelöst werden. Die Betroffenen spüren, daß es keinen Aufschub geben sollte. Eine Patientin schilderte das so: »Ich weiß, daß ich keine Zeit mehr habe, um die Dinge auf die lange Bank zu schieben. Ich weiß, daß ich die Konflikte entweder jetzt lösen sollte, oder ich werde es in diesem Leben nie mehr tun.« Die Lösung der Konflikte kann manchmal durchaus schmerzhaft sein und sogar in eine Trennung vom Partner münden. Es ist keinesfalls so, daß ich dies empfehlen möchte. Jeder sollte seinen Empfindungen nach denken und handeln. Eine Trennung ist sicherlich nur dann sinnvoll, wenn auch bei gutem Willen keine andere Möglichkeit in Frage kommt.

Eigene Identität: Viele Betroffene merken, daß sie gar nicht richtig gelebt haben. Ihre Identität war eine Rolle, als Mutter, Ehefrau, unersetzliches Arbeitspferd, oder was es sonst an Rollen gibt. Für diese Gruppe gilt es, selbständig zu werden, zu sich selbst zu stehen mit allen Gedanken und Empfindungen, seien sie nun positiv oder negativ. Es gilt: »Nimm dich so an, wie du jetzt bist, dann kannst du auch erkennen, was du ändern möchtest und es eventuell ändern.«

Wer durch eine Rolle, zum Beispiel als Mutter oder Ehefrau, gelebt hat, ist leicht erschütterbar, insbesondere dann, wenn ein Verlust der Rolle droht oder eintritt. Dies ist oft dann gegeben, wenn derjenige, mit dem ich mich identifiziert habe (zum Beispiel der Ehemann oder das Kind) ausgefallen ist, sei es durch Weggang oder Tod. So erleben wir bei dieser Gruppe, daß dem Entstehen einer Krebskrankheit nicht selten ein Verlustkonflikt vorausgegangen ist. Ich denke hier an eine Patientin, die ich fünfzehn Jahre lang betreut habe, als nacheinander ihr Arbeitsplatz verlorenging und der Ehemann starb. Da wurde sie innerhalb von vier Monaten schwer krank, bekam Lebermetastasen und verstarb. Allerdings auch, ohne zu klagen. Sie muß es innerlich irgendwie geahnt (gewollt?) haben.

Wer nie richtig selbst gelebt hat, sondern sich immer durch eine Rolle oder durch Verknüpfung mit einem anderen Menschen seine Identität gegeben hat, für den ist eine Änderung seiner Selbstempfindung besonders notwendig. Hierzu gehört auch, daß er lernt, Selbständigkeit nicht mit Alleinsein gleichzusetzen. Nur wenn ich selbständig bin und zu mir selbst stehe, kann ich wirklich leben. Dann kann ich auch mit allem und allen in Kommunikation treten, so ich es möchte. Denn Leben ist Kommunikation.

Lebensweise: Wenn ich eine so einschneidende Krankheit erlebe, werde ich meine gesamte Lebensweise überprüfen. Dazu gehört die Überprüfung des Lebensrhythmus: Lebe ich ein rechtes Maß von Anspannung und Entspannung? Dazu gehören das Thema Ernährung und die Überprüfung meiner Lebensweise im privaten und beruflichen Bereich. Es können durchaus äußere Dinge sein, die ich ändere, meistens werden es jedoch innere Dinge sein, die es zu überprüfen gilt: Einstellungen, Vorstellungen, Absichten, Lebensziele und so weiter.

Verantwortung: Habe ich bisher wirklich die Verantwortung für mich und meine Gesundheit wahrgenommen? Schiebe ich immer noch die Verantwortung für mich, mein Leben und meine Gesundheit auf andere? Bin ich wirklich bereit, selbständig zu sein und die Verantwortung für mein Denken, Tun und Handeln zu übernehmen? Hier liegt ein wichtiger Ansatz zur Gesundheit. Natürlich wird auch in diesem Bereich eine Änderung nicht von heute auf morgen zu erreichen sein. Dennoch sollte ich versuchen, die Verantwortung für mich, mein Leben und meine Gesundheit Stück um Stück wieder zurückzugewinnen.

Kommunikation: Nach der Diagnose Krebs werde ich meine Kommunikation zu mir selbst, der näheren oder weiteren Umgebung, zur Natur und zum gesamten Universum, also zum gesamten Leben überprüfen.

Religion und Gott: Nicht wenige Patienten berichten, daß sie in Situationen höchster Verzweiflung wieder angefangen haben zu beten. Not lehrt eben beten. Erstaunlicherweise berichtet sogar Steven Rosenberg, der Initiator der Gentherapie am Menschen, über einen Patienten, der – unheilbar krank – nach Hause entlassen wurde und zwölf Jahre später wieder im Krankenhaus auftaucht. Steven Rosenberg vermutet einen Diagnose- oder Behandlungsfehler. Er berichtet: »Ich sprach noch einmal mit Mister de Angelo. Zuerst verriet seine Stimme eine gewisse Verärgerung, die aber bald einer ironischen Kollegialität wich – als ob er mich unter seine Fittiche nehmen und mir etwas beibringen wollte. Die Ärzte hätten ihm gesagt, er würde sterben. Das stimmte. Als sie ihn aufgemacht (operiert) hätten, hätten sie jede Menge Krebs gefunden, und sie hätten ihm den Magen herausgenommen. Das hatten sie ihm erzählt. Aber er hat es ihnen gezeigt – und er war stolz darauf. Nee, er war seither bei keinem Arzt mehr gewesen. Nee, er war auch bei keinem Geistheiler oder Heilpraktiker oder irgendeinem Quacksalber, aber, verdammt nochmal, er hatte ein paar Gebete gesprochen. Es ging ihm einfach besser. Toller Trick, was? Die Ärzte wußten eben nicht alles. Stimmt's, Doc?«

Da Rosenberg offenkundig selbst kein Konzept hat, um die Zusammenhänge zwischen Psyche und körperlicher Erscheinung »auf die Reihe zu kriegen«, bemerkt er nicht, daß der Patient ihm Entscheidendes erzählt hat: »Aber, verdammt nochmal, er hatte ein paar Gebete gesprochen. Es ging ihm einfach besser. Toller Trick, was?«

Es gibt eine ganze Reihe weiterer Heil- und Heilungsgeschichten, bei denen die Patienten allein auf ihre Religion, ihren Glauben sowie ihre Gebete und Zwiesprache mit Gott vertraut hatten.

Doch auch dieser Bereich darf nicht zwanghaft betrachtet werden. Nur wenn der Glaube und das Gebet aus tiefstem inneren Herzen, aus ganzer Seele kommen, werden sie etwas nützen. Nur mit dem Verstand gesprochene Worte werden da sicherlich nicht helfen.

Wie ich bereits geschrieben habe, ist das Verhältnis zu Gott, dem Ganzen, ein sehr wichtiger, vielleicht sogar der wichtigste Aspekt und die grundlegende Ursache überhaupt, die über eine Reihe von Zwischenschritten hinführt zu der Krankheit Krebs. Dies sollte jeder für sich selbst bedenken. Hier können nur Anregungen gegeben werden. Auch in diesem Bereich wird sich nichts erzwingen lassen.

Vertrauen: Wer die in diesem Buch beschriebenen Zusammenhänge vollständig innerlich erfaßt hat, wird auch Vertrauen zu sich selbst gewinnen. Er wird spüren, daß er selbst sein Schicksal bestimmt durch seine Gedanken, Worte und Werke. Vertrauen ist das Gegenstück zu Angst. Bedingungsloses Vertrauen zu sich selbst wird auf Dauer jegliche Angst verscheuchen. Noch leichter wird es sicherlich für jene Leute, die dem Vertrauen zu sich selbst noch Gottvertrauen hinzusetzen können, und das aus tiefster innerer Überzeugung.

Insgesamt werden die meisten, ja allermeisten Patienten nach Diagnose und Therapie einer Krebskrankheit wissen, daß sie einiges in ihrem Leben zu ändern haben. Dazu gehört ein fester Wille, die Dinge in Angriff zu nehmen, und ein genauer Plan, wie man vorgehen will. Wahrscheinlich ist es sogar am besten, sich einen schriftlichen Plan zu machen, um nicht die Übersicht zu verlieren.

In ähnlicher Form hat Simonton in seinem Buch »Auf dem Wege der Besserung« einen Zwei-Jahres-Gesundheitsplan beschrieben. Hier finden wir sechs Kategorien, nach denen wir unser Leben einmal untersuchen sollten:

1. Lebenszweck: Hierher gehören alle Tätigkeiten, die eine Antwort auf die Frage »Warum bin ich hier« ergeben. Dazu mag der Beruf zählen, die Rolle in der Familie, die körperlichen, spirituellen oder gesellschaftlichen Aktivitäten oder einfach all das, was Ihrem Leben Sinn und Schwung gibt.

2. Spiel: In diese Kategorie gehört jede Tätigkeit, die Ihnen das Gefühl von Freude vermittelt oder die mit »Spaß haben« verbunden ist.

3. Bewegung: Jede körperliche Betätigung, die darauf abzielt, den Körper widerstandsfähiger zu machen, beziehungsweise die Zeit, die man damit verbringt, sich eine solche Tätigkeit vorzustellen, wenn man sie momentan nicht ausüben kann.

4. Gesellschaft: Die Zeit, die Sie mit Angehörigen und Freunden verbringen, mit Ihrem Psychologen oder Geistlichen, in Ihrer religiösen Gemeinde oder Ihrer Selbsthilfegruppe.

5. Ernährung: Diese Kategorie umfaßt nicht nur das Essen selbst, sondern alles, was Sie zu Ihrer Ernährung unternehmen – wie Kochen, Vitamine einnehmen, Diätkurse besuchen oder jegliche Ausbildung beziehungsweise Lektüre mit dem Thema Ernährung.

6. Kreativität: Meditation und Visualisierung (Vorstellungsübungen) gehören zu dieser Kategorie genau wie jede Form der willentlichen Entspannung, Seminare und Kurse sowie die Lektüre von Texten, die sich mit dieser Materie befassen.

Simonton gibt in seinem Buch eine genaue Anweisung, wie die einzelnen Kategorien zu untersuchen sind, wie man Pläne zur Verbesserung erstellt und wie man angestrebte Ziele erreichen kann. Das Lesen dieser Lektüre ist lohnenswert.

Wir können die Aspekte des täglichen Lebens auch noch nach anderen Gesichtspunkten auflisten:

Äußere Faktoren, Umwelt; Körper mit seinen Funktionen; Nahrung; Schlaf; soziale Beziehungen einschließlich Partnerschaft; Aufgaben und Beruf; Beitrag zur Umwelt; persönliche Lebensziele.

Bei jedem Patienten kann der Bereich angesprochen werden, in dem es zu Störungen gekommen ist. Das Ziel ist es, ein jeweils harmonisches Gleichgewicht auf jeder Ebene zu entwickeln.

Spirituelle Aspekte

Nach Simonton gibt es heute viele Forschungsresultate, die die Beobachtungen bestätigen, welchen Einfluß der Gemütszustand auf die Entwicklung und den Verlauf von Krebs und anderen schweren Krankheiten hat. Seiner Meinung nach ist der naturwissenschaftliche Beweis erbracht, daß der Geist den Körper beeinflußt. Er fährt fort:

»Ich glaube, daß die Macht des Geistes weit über das hinausgeht, was ich mir zuerst vorgestellt hatte. Außerdem glaube ich, daß es über Körper und Denken hinaus eine weitere Dimension der Heilung gibt: den spirituellen oder seelischen Aspekt.

Lassen Sie mich zusammenfassen, was ich gelernt habe: Die Gefühle beeinflussen die Gesundheit und die Genesung von einer Krankheit (insbesondere Krebs) auf maßgebliche Weise. Die Gefühle haben eine starke und bestimmende Kraft auf das Immunsystem und in unseren anderen physiologischen Heilungssystemen.

Überzeugungen beeinflussen die Gefühle, darum beeinflussen sie auch die Gesundheit.

Sie können Ihre Überzeugungen, Ihre Einstellung und Ihre Gefühle maßgeblich beeinflussen, folglich beeinflussen Sie auch Ihre Gesundheit entscheidend.

Wie man seine Überzeugungen, seine Einstellung und seine Gefühle beeinflußt, ist erlernbar.

Die Harmonie, das heißt die Ausgewogenheit zwischen den körperlichen, geistigen und seelischen Aspekten des Seins, ist für die Gesundheit von zentraler Bedeutung. Dies trifft nicht nur auf die Gesundheit von Geist und Körper des einzelnen zu, sondern auch auf seine Beziehung – zu sich selbst, der Familie, den Freunden, der Gemeinschaft, dem Planeten und dem Universum.

Wir besitzen angeborene (genetische, instinktmäßige) Neigungen und Fähigkeiten, die uns helfen, uns auf Gesundheit und Harmonie zuzubewegen. Diese Fähigkeiten können durch existierende Methoden maßgeblich weiterentwickelt und gezielt eingesetzt werden.

Wenn diese Fähigkeiten entwickelt werden, ergibt sich eine gewisse Fertigkeit, wie bei allem Lernen. Dieses Lernen ändert ferner unser Verhältnis zum Tod, wann immer er kommen mag, indem es Furcht und Schmerz verringert und dadurch mehr Energie für die Gesundung und das Leben freistellt.« Soweit Simonton.

Beim Lesen des hier vorliegenden Buches haben wir festgestellt: Bevor Krebs aufgetreten ist, kommt es zu einem Rückzug aus Kommunikationen bis hin zu dem Empfinden, »allein/allein gelassen« zu sein. Dies kann entweder schockartig kurzfristig auftreten oder aber chronisch über einen langen Zeitraum als anhaltender Spannungszustand. Die beiden häufigsten diesbezüglichen Konflikte sind: »Ich bin allein – aber ich möchte nicht allein sein« oder: »Ich muß alles allein schaffen – aber ich schaffe es nicht mehr allein«. In beiden Fällen tritt ein emotionaler Zustand auf, den ich am ehesten mit Isolationsempfinden bezeichnen möchte. Dieses Isolationsempfinden, auf die Körperebene verdrängt, hat das genetische Programm des »Einzellers« ausgelöst. Dieser hier geschilderte seelische Vorgang ist sinngemäß zu verstehen und kann sich in vielerlei Variationen äußern: Keiner liebt mich, ich gehöre nicht dazu, ich bin von allen anderen getrennt und so weiter.

Die einfachste Art der Behandlung dieses inneren seelischen Vorgangs ist, sich wieder zu öffnen für die Kommunikation mit allen Dingen und Menschen und schließlich für die Kommunikation mit Gott, dem Ganzen. Letzteren Vorgang nennt man im allgemeinen beten. Doch dies fällt vielen Leuten schwer, da sie gar nicht wissen, was das ist. An wen soll ich mich wenden, wo ist Gott und wer ist Gott?

Da wir aus Gott, dem Ganzen, stammen, ist Gott in unserem Inneren, und da hinein können wir beten beziehungsweise uns empfindend hineinversetzen mit folgender Meditation:

Ich bin eins mit allem Sein (allem Existierenden) und Teil des Ganzen. Ich stamme aus Gott, dem Ganzen, der Ursprung des Lebens ist, und bin damit Teil dieses Lebens. Ich habe Vertrauen in dieses Leben und komme in guten Kontakt mit den anderen Menschen, mit allem, was existiert und mit Gott, dem Ganzen.

Wenn wir, vielleicht mit geschlossenen Augen, uns mehrmals täglich für einige Minuten auf diese Gedanken voll konzentrieren, so hat dies eine enorme Auswirkung. Es vermittelt ein Gefühl von Weite, von Entspannung, von Vertrauen, ja von Urvertrauen.

Natürlich wird diese Empfindung nicht von heute auf morgen eintreten, denn am Anfang denken wir diese Sätze nur und fühlen sie noch nicht. Vielleicht kommen uns diese Gedanken zunächst sogar ein bißchen merkwürdig vor, da sie ja mit der Wirklichkeit in keiner Weise übereinstimmen, vielleicht der Wirklichkeit sogar völlig entgegengesetzt sind. Doch mit der Zeit, mit der häufigen Anwendung, werden die Gedanken vom Kopf ins Herz gehen, wir werden sie dann auch spüren, fühlen und empfinden können. Dann erfahren wir ihre Wirkung innerlich unmittelbar. Darüber hinaus werden wir die Auswirkung dieser Meditationsübung nicht nur innerlich erfahren, denn wir haben in uns eine neue Strahlungsquelle eröffnet. Wir strahlen jetzt nicht mehr aus »allein/allein gelassen«, sondern »eins mit allem sein und offen für Kommunikation«. Das hat Auswirkungen. Das haben mir Patienten berichtet: »Ich war völlig überrascht. Ohne daß ich im Äußeren etwas getan hätte, riefen mich plötzlich Freunde aus vergangenen Zeiten an, die ich schon lange nicht mehr gesprochen hatte. Es kümmerten sich Menschen um mich, von denen ich es nicht gedacht hätte. Ja, ich bekam plötzlich und unerwartet Hilfe von überall her, und ich konnte spüren: Ich war wieder Teil des Lebens.«

Diese kleine Meditationsübung ist nach meiner Erfahrung das mächtigste Werkzeug in der Behandlung der Krebskrankheit. Es gibt allerdings eine Voraussetzung: Man muß es *tun*, und das regelmäßig und vertrauensvoll. Öffnen wir uns also wieder dem Urgrund unseres Lebens, Gott, dem Ganzen!

Wenn ich von Gott spreche, so bin ich mir dessen bewußt, daß nicht wenige Menschen eine große Abneigung, ja Widerwillen gegen dieses Thema haben. Wie kommt das? Die Antwort fand ich in dem Buch von Frielingsdorf über dämonische Gottesbilder. Dieser Autor berichtet darüber, daß viele Menschen nach außen von Gott als einem guten Hirten und liebenden Vater sprechen, während sie im Inneren von Ängsten und falschen Schuldgefühlen geplagt werden. Solche Gottesbilder werden oft verdrängt, aus Angst, sich mit diesem gefährlichen Gott auseinandersetzen zu müssen. Wie andere verdrängte Lebenserfahrungen können unbewußte, verzerrte und dämonische Gottesbilder krank machen und an einem befreienden Glauben und erfüllten Leben hindern. Unter diesen Gottesbildern finden wir den Angst machenden und strafenden Richtergott, den Todesgott, den Buchhaltergott, den Leistungsgott. Durch negative Erfahrungen in den ersten Lebensjahren entwickelt sich unbewußt ein »dämonisches Bild«, das für ein Gottesbild gehalten wird. Als dämonisches Gottesbild übt es von nun an verborgen seine Macht bis ins Erwachsenenalter aus. Daher ist Abwehr oder sogar Widerwille mancher Menschen gegenüber diesem Thema durchaus verständlich. Bei diesen Menschen wäre es von großer Bedeutung, die unbewußte Vergangenheit aufzudecken und die Wurzeln des verfälschten Gottesbildes aufzuspüren.

Im Stadium der Metastasierung

Carl Simonton schreibt: »Ich habe die Erfahrung gemacht, daß viele Patienten zwar durchaus willens sind, sich zu ändern, um ihr Leben zu retten, aber dieses Umdenken ist doch nur vorübergehend, oder es kommt schubweise. Die Genesung von Krebs erfordert aber eine grundsätzliche und dauerhafte Umstellung. Im tiefsten Sinne ist die Heilung von Krebs die Heilung Ihres Lebens, und das ist ein langfristiges Unterfangen, nicht etwas, das man über Nacht erledigen kann.«

Leider sind die meisten Menschen erst dann bereit, grundsätzlich in ihrem Leben etwas zu ändern, wenn es gar nicht mehr anders geht. Das nennen wir Leidensdruck und kennen es bei vielen Krankheiten, auch bei der Krebskrankheit. Erst im Stadium der Metastasierung schrecken die Menschen auf, wollen es nicht wahrhaben oder weglaufen, wollen vermeiden oder ignorieren und müssen sich doch schließlich der Situation stellen, denn jetzt geht es unmittelbar um ihr Leben und um sie selbst.

Im Stadium der Metastasierung ist die Situation schwierig, denn eine rein medizinische Heilung ist nur noch in wenigen Fällen möglich. Dies wird selten offen ausgesprochen, da es auch für die Ärzte schwer ist, ihre Ohnmacht einzugestehen. In dieser Situation müßte es heißen: Durch rein medizinische Maßnahmen können wir eine Heilung nicht mehr erzielen, wir können jedoch helfen, lindern und die Krankheit vorübergehend stoppen oder zurückdrängen. Diese Aussage wird häufig – wie bereits dargestellt – mit der Aussage »Die Krankheit ist jetzt unheilbar« verwechselt, denn unheilbar ist die Krankheit durchaus nicht, zumindest nicht ganzheitlich gesehen. Zu dieser Situation schreibt Carl Simonton: »Ich denke, daß Sie vielmehr ein Wunder oder eine spontane Heilung erleben werden, wenn Sie daran glauben, daß so etwas überhaupt und also auch für Sie möglich ist! Ich habe dies im Laufe der Jahre mit einem Patienten nach dem anderen erlebt.«

Im Stadium der Metastasierung ist es also an der Zeit, sich umzuschauen, welche zusätzlichen Behandlungsmöglichkeiten zur schulmedizinischen Therapie existieren.

Zum heutigen Zeitpunkt gibt es nur wenige Patienten und auch nur wenige Ärzte beziehungsweise Therapeuten, die vorbehaltlos einer Behandlung auf rein psychischer beziehungsweise psychosomatischer Basis zustimmen würden. Dazu bestehen bisher noch zu viele Hemmnisse. Da ist zunächst die juristische Seite: Wie wird die Gesellschaft es beurteilen, wenn Arzt und Patient einen rein psychischen Therapieansatz wählen und dieser scheitert, der Patient also stirbt? Wird es zu einer Anklage kommen?

Gerade habe ich in der Praxis eine Patientin erlebt, die ein Lungen-Karzinom hat und alle schulmedizinischen Ansätze der Behandlung ablehnt. Erwarten die Gesellschaft und die Ärzteschaft nicht trotzdem, daß der Patient überzeugt, überredet oder vielleicht sogar massiv bedrängt wird, einer Therapie mit Operation, Bestrahlung oder Chemotherapie zuzustimmen? Oder wird vielleicht dem Arzt vorgeworfen, nicht genügend getan zu haben, um die Patientin von der Aussichtslosigkeit ihres Unterfangens zu überzeugen, allein durch Änderungen in ihrem Leben eine Besserung zu erzielen?

Nicht umsonst hat die Gesellschaft den Ärzten ein Monopol für den Gesundheitsbereich überlassen, verbunden mit sehr strengen Rechtsvorschriften und berufsrechtlichen Verordnungen. Hierdurch soll der einzelne vor Scharlatanen und Quacksalbern bewahrt werden. Wie sieht es nun mit einer neuen Therapie aus, die bisher nicht etabliert ist und deshalb bisher noch keine regelmäßigen, nachprüfbaren Ergebnisse vorzuweisen hat? Der einzelne darf von seinem Arzt oder von den behandelnden Ärzten erwarten, daß er optimal nach den derzeitigen, gesicherten Erkenntnissen behandelt wird. So ist es nicht verwunderlich, daß sich fast alle Weiterentwicklungen in der Onkologie erst ergeben haben, wenn eine Krankheit nach dem derzeitigen medizinischen Wissensstandard unheilbar erschien. Aus dieser Situation heraus hat sich die Chemotherapie entwickelt, zunächst bei den Leukämien und ähnlichen Blutkrebserkrankungen, später auch bei den Karzinomen.

Glücklicherweise sind wir inzwischen der Mühe enthoben nachzuweisen, daß Psychotherapie einen tatsächlichen Erfolg bei fortgeschrittenen Karzinomen erzielt. Diese Arbeit hat uns David Spiegel abgenommen. Deshalb können wir heutzutage diese *zusätzliche* Therapie bei allen Krebskrankheiten einsetzen, ohne uns dem Vorwurf der Scharlatanerie oder der Quacksalberei auszusetzen.

Wenn heutzutage Arzt und Patient bei der Behandlung einer Krebskrankheit zusammenarbeiten, so sollten zuvor einige Punkte abgeklärt werden:

1. Gemeinsam mit dem Patienten muß der Arzt herausfinden, welche Behandlung für ihn die geeignete ist. Dabei sollte der Patient über sämtliche Behandlungsmöglichkeiten sowohl in medizinischer wie auch in mentaler Hinsicht aufgeklärt werden. Dann kann gemeinsam ein Behandlungskonzept erarbeitet werden. Die Entscheidung erfolgt nach dem Bewußtseinsstand von Arzt und Patient und nach der Kompetenz des Therapeuten.

2. Sollte sich der Patient entschließen, zusätzlich einen mentalen Therapieansatz zu wählen, so muß er das Wissen um die geistigen Zusammenhänge erlernen. Dies erfordert viel Disziplin und Lernbereitschaft. Hierzu gehört allerdings auch, das Erlernte im Leben umzusetzen, da ein nur angelerntes Wissen ohne Wirkung bleibt. Zum Erlernen und Umsetzen der geistigen Zusammenhänge bedarf es der Geduld und des intensiven Bemühens.

3. Gleichzeitig mit dem Erlernen der geistigen Zusammenhänge muß die Aufarbeitung der eigenen Lebensgeschichte mit ihren Turbulenzen, Entscheidungen, Beschlüssen, Gedankengängen und Zusammenhängen erfolgen. Dies erfordert ein hohes Maß an Bereitschaft, auch die dunklen, negativen, traurigen und schmerz-

haften Ereignisse wieder zu erleben, neu zu beleuchten und richtig zu verarbeiten. Dies erfordert von seiten des Patienten sehr viel Mut, von seiten des Therapeuten sehr viel Einfühlungsvermögen und Liebe.

Die zentralen Aspekte der Krebskrankheit

Die zentralen Aspekte der Krebskrankheit sind Selbstentfremdung, Verlust, Trennung und Isolation. Es sind hier nicht die Trennung und das Alleinsein im äußeren Leben gemeint, sondern die Empfindung, das Gefühl von Getrenntsein und Isolation. Wird diese Empfindung verdrängt und schließlich auf die Körperebene »runtergedrückt«, so ergibt dies – so lautet jedenfalls die in diesem Buch dargelegte Modellvorstellung – das »Anspringen« des genetischen Programmes Krebs. Die Krebszelle weist hohe Ähnlichkeiten mit dem Einzeller (=Alleinzeller) auf. Krebs ist meines Erachtens der Rückgriff auf archaische, das heißt entwicklungsgeschichtlich sehr alte, genetisch latent vorhandene und nur inaktivierte Programme. Die Umprogrammierung von der Normalzelle bis hin zur Krebszelle geschieht über viele Zwischenschritte, die einerseits eine Aktivierung der Onkogene, andererseits eine Inaktivierung der Suppressor-Gene beinhalten. Bei dieser Aktivierung beziehungsweise Inaktivierung spielen chemisch-toxische Substanzen, Strahlung oder verschiedene Viren die Rolle des Auslösers für die entsprechenden genetischen Veränderungen.

Höchstwahrscheinlich spiegelbildlich erfolgen die entsprechenden Ereignisse im Leben des an Krebs erkrankenden Menschen, wie ich dies bereits auf den Seiten 87 ff. beschrieben habe und hier noch einmal kurz skizzieren möchte:

Phase der Selbstentfremdung: Das Selbst wird als nicht liebenswert und somit als nicht lebenswert erlebt. Als »man selbst« zu leben, bedeutet höchste Gefahr, tief verletzt zu werden. Daraufhin wird das eigentliche Selbst abgesperrt und somit allein gelassen.

Phase der Bildung eines Ersatz-Ich: Als Rollenspiel oder Identifikation, verbunden mit einem weitgehenden Aussperren der Gefühle, mit dem Phänomen des »Es-allen-recht-machen-Wollens«, des »Sich-nicht-wehren-Können-nens«.

Phase des Verlustes von Rolle oder Identifikation: Sturz ins Nichts, Empfinden von Leere. In dieser Phase entsteht entsprechend der hier geschilderten Hypothese die Krebskrankheit. Die Organ-Manifestation erfolgt aufgrund des entsprechenden Konfliktes.

Phase des Krebswachstums bis zum Erkennen durch medizinische Diagnostik: Diese Phase ist je nach Intensität und Dauer des Konfliktes unterschiedlich, von einigen wenigen Wochen bis zu vielen Jahren.

Phase der medizinischen Primärtherapie.

Phase der psychischen Verarbeitung und der sozialen Auswirkungen. Aufgrund von Primärtherapie und unterschiedlicher Verarbeitung kommt es zu unterschiedlichen Krankheitsverläufen.

Phase der Nachsorge.

Phase des Rezidivs oder der Metastasierung: unterschiedlicher Verlauf durch unterschiedliche Behandlung und psychische Verarbeitung.

Endphase: Innere Isolation, Hilflosigkeit, Hoffnungslosigkeit, Sinnlosigkeit, Ausweglosigkeit. Der einzige Ausweg bleibt der Tod.

Aufgrund der einzelnen Krankheitsphasen ergeben sich alle Aspekte der Behandlungsmöglichkeiten, der medizinischen, psychosomatischen und der spirituellen Therapie.

Wie wirkungsvoll die spirituelle Therapie sein kann, zeigt der Bericht von Dodi Osten, deren Krebserkrankung sich bereits in einem fortgeschrittenen metastasierten Stadium befand. Diese Patientin wurde wieder gesund, nur aufgrund ihres Glaubens und ihres Vertrauens in eine höhere Macht und durch Überwinden der tiefgreifenden Empfindungen von Trennung und Isolation.

Die Bedeutung einer positiven Neuorientierung für die Bewältigung von Krankheiten kann nicht genug betont werden. Bei einer Analyse von 400 Fallstudien von Krebskranken, bei denen eine sogenannte Spontanremission eingetreten war (ein Heilungsprozeß, der nicht durch die medizinische Behandlung erklärt werden konnte), stellte sich als einziger gemeinsamer Faktor bei all diesen ungewöhnlichen Verläufen die veränderte Haltung der Patienten zu ihrer Krankheit heraus. Diese Patienten hatten eine neue Einstellung zum Leben gefunden mit positiven Gefühlen, Vertrauen, Zuversicht und einem festen Glauben an die Heilung.

Leider besitzen heutzutage nur wenige Menschen dieses absolute Vertrauen an ihre inneren Heilungskräfte. Wer mag schon glauben, daß die meditative, das heißt innerlich und gefühlsmäßig erlebte Überwindung des zentralen Empfindens von Trennung und Isolation von so tiefgreifender Wirkung ist?

Wie zentral diese Thematik bei Krebskranken vorliegt, möchte ich an den folgenden Beispielen illustrieren:

Nach einem Unfall mit Schädel-Hirn-Trauma hatte sich der Mann einer Patientin wesensverändert und begann, sie zu tyrannisieren. Da sie ihr Leben durch diesen Mann lebte (Identifikation), war sie ihres Ersatz-Ichs beraubt. Sie hatte es nicht gelernt, über Probleme zu sprechen und um Hilfe bei anderen Menschen nachzusuchen. Deshalb ertrug sie die Situation und unterdrückte die damit verbundenen negativen Empfindungen vollständig. Innerhalb von zwei Jahren war ein Krebstumor bei ihr nachweisbar.

Hildegard T. hatte bereits eine gescheiterte Partnerschaft hinter sich und eine Brustkrebsoperation erfolgreich überstanden. In einer neuen Partnerschaft fühlte sie sich zunächst wohl und glücklich. Dann wurde ihr Partner beruflich versetzt. Sie bekam ein Lokalrezidiv, das herausgenommen wurde. Als sie erfuhr, daß ihr Partner an seinem neuen Arbeitsort eine Freundin hatte, wurde sie alarmiert und besuchte ihn in der etwa hundert Kilometer entfernt liegenden Stadt. Hier stellte sie ihn und jene Frau zur Rede. Bei diesem Treffen standen wie zufällig der Mann und die andere Frau auf der einen Seite des Tisches und sie auf der anderen. Sie bekam das Gefühl von völliger Verlassenheit und Isolation. Sie beachtete es nicht und konnte auch nicht darüber sprechen, sie versuchte, es zu verdrängen. In der Folgezeit bekam sie starke Schmerzen im Bereich des rechten Oberbauches. Eine Ultraschalluntersuchung ein halbes Jahr später ergab Lebermetastasen.

Wir sprachen in der Folgezeit viel über das, was geschehen war. Hildegard T. erkannte die Zusammenhänge und überwand das Gefühl von Alleinsein. Sie lernte, selbständig zu sein. Diese Selbständigkeit strahlte sie ab jetzt aus, was auch deutlichen Einfluß auf das Verhältnis zu ihrem Mann hatte. Dieser trennte sich von der Freundin und kehrte nicht nur äußerlich, sondern auch innerlich zu seiner Frau zurück. Die Beschwerden der Patientin ließen mehr und mehr nach. Die zuvor massiv erhöhten Laborwerte besserten sich kontinuierlich. Trotz des Wissens um die Lebermetastasen hatte die Patientin die innere Stärke, ihre negativen Gefühle zu überwinden und somit dem Wachstum der Krebskrankheit keine weitere Nahrung zu geben.

Wie bereits ganz am Anfang geschrieben, beabsichtigte ich zunächst, erst dann ein Buch über Krebs zu schreiben, wenn eine statistisch relevante Anzahl von Patienten durch diese neue Art der Behandlung geheilt wäre. Demgegenüber vertrat ein Bekannter, der in der Hospizbewegung engagiert ist und deshalb immer wieder Gelegenheit hatte, mit Patienten zu sprechen, die Ansicht, daß bereits die Erkenntnisse über das Programm »allein« von ausschlaggebender Bedeutung wären. Er jedenfalls sei völlig verblüfft darüber, in welch unterschiedlichen Varianten sich dieses zentrale Thema verstecke, so daß es für die Betroffenen selbst nicht direkt erkennbar wäre:

»Der erste Patient, den ich auf das Programm mit der Frage: ›Fühlen Sie sich allein und allein gelassen?‹ ansprach, brach in Tränen der Verzweiflung aus und erzählte ›ohne Punkt und Komma‹ mehrere Stunden lang sein ganzes Leben. Ich mußte nur noch dabeisitzen und gelegentlich aufmunternd nicken. Anschließend meinte der Patient mit großer Erleichterung, daß er sich selten zuvor in seinem Leben so wohlverstanden gefühlt habe.

Bei einer Bekannten, die Jahre zuvor wegen einer Unterleibskrebserkrankung operiert worden war, fragte ich ebenfalls, ob sie sich allein oder allein gelassen gefühlt habe. Diese Frau wehrte energisch ab: Nein, sie sei mit vielen Menschen in guter Kommunikation und fühle sich alles andere als allein oder allein gelassen. Im weiteren Gespräch kam jedoch heraus, daß sie über viele Jahre hinweg in einer zentralen Lebensfrage tatsächlich allein gelassen war. Gegen den erklärten Willen ihres Ehemannes hatte sie seinerzeit ihr einziges Kind, einen mittlerweile volljährigen Sohn, bekommen. In der Folgezeit mußte sie diese Entscheidung ›ausbaden‹. Bei vielen Gelegenheiten, die den Sohn betrafen, war sie auf sich allein gestellt: Ob es um die Erziehung, die Schule, die Gesundheit ging . . . stets

190

blieb alles an ihr hängen. Doch nicht nur das: Der Ehemann warf ihr darüber hinaus vor, daß sie ihn mit dem Kind in bezug auf seine Lebensplanung festgelegt habe. Vor diesem Hintergrund war an ein – von ihr durchaus gewünschtes – zweites Kind nicht zu denken. So stand sie über Jahre hinweg in einer schweren inneren Spannungssituation.«

Unter den vielen Veröffentlichungen, die ich inzwischen gesammelt habe, zitiere ich aus einem Bericht des Hamburger Abendblattes zum Thema Krebs vom 8. August 1992. Überschrift: »Wir wollen leben und nicht vereinsamen(!)!«.

»Die Vereinsamung von brustkrebskranken Frauen und die psychologischen Folgen sind groß. Als meine Frau erkrankte, haben wir die gleichen schmerzlichen Erfahrungen wie Susanne G. machen müssen. Man wird verlassen, gemieden – selbst von engsten Verwandten.«

»Alle sogenannten Freunde, die lange Zeit fernblieben, hatten später die Entschuldigung: ›Ich habe nicht gewußt, daß es so schlimm stand, ihr wolltet sicherlich lieber alleine (!) sein‹ und so weiter.«

Barbara D.: »Es war sehr schwer. Man ist auf sich allein gestellt. Die Umgebung ist hilflos oder von so tiefem Mitleid ergriffen, daß sie alles nur noch schlimmer macht.« Das Fazit ist immer wieder: Mit der Krebskrankheit kommt verstärkt die Neigung zum Rückzug, oft erlebt als Isolation oder Vereinsamung, oft als Rückzug der anderen. Bei manchen vollzieht sich dieser Rückzug nur innerlich, aber nicht im Äußeren, was eher zu noch größerer Spannung führt. Den Menschen wird ihre innere Einsamkeit hierdurch noch bewußter und belastender.

Für viele wird die Einsamkeit zur schwersten Hürde, die es auf dem Weg zur Genesung zu überwinden gilt, und dies neben den Schrecken der medizinischen Behandlung.

Die echte Vorbeugung und Behandlung bei einer Krebs-krankheit ist somit die Überwindung des Programms »Al-lein«. Dieses Programm scheint überhaupt das mächtigste zu sein, da es die Menschen trennt. Diese Trennung dürf-te eine der Hauptursachen für die Aggressionen darstellen, die wir derzeit im Zusammenleben der Menschen erleben, sei es nun in einer Partnerschaft, in einer kleineren oder größeren Gruppe bis hin zu den schwersten Aggressionen, nämlich den Kriegen.

Die Auseinandersetzung mit dem Programm »Allein« ist damit ein in höchstem Maße gesellschaftliches Problem: ein Problem der Erziehung im Elternhaus, der Aufklärung in der Schule und der Vorbereitung für das Gemeinschafts-leben. Nur in diesem Bereich kann durch Aufklärung und mentale Arbeit die Krebskrankheit, die Geißel der Mensch-heit, überwunden werden. Das wäre echte Vorbeugung.

Durch Fragen helfen

Wenn wir einem Patienten helfen, sein Leben aufzuarbei-ten, zu überdenken und neu zu gestalten, so tun wir dies am besten in Form von Fragen. Anhand dieser Fragen kön-nen wir jene Lebensbereiche erkennen, in denen der Pati-ent möglicherweise unter Spannung steht. Die Reihenfol-ge dieser Fragen ist nicht notwendigerweise vorgeschrie-ben, am günstigsten ist jedoch eine Aufarbeitung der Lebensereignisse von der Gegenwart aus zurück in die Vergangenheit:

1. Welche Vorstellungen verbindet der Patient mit dem Wort Krebs? Diese Vorstellungen sollten geklärt und bearbeitet werden. Nicht selten finden wir hier Vor-stellungen wie »Ich muß mich so quälen wie meine Tante, die auch elend an Brustkrebs gestorben ist«.

Bereits die Aufarbeitung dieser Vorstellungen führt zu einer enormen Erleichterung.

2. Was bereitet dem Patienten Angst? Auch dieser Punkt sollte in allen Einzelheiten geklärt werden.

3. Worüber mag der Patient nicht sprechen? Darf er nicht sprechen?

4. Welche Erwartungen hat der Patient an den Arzt?

5. Welche Erwartungen hat der Patient an die Therapie?

6. Welche Konflikte gibt es im derzeitigen aktuellen Leben des Patienten? Diese Konflikte können ganz banale Dinge beinhalten, wie zum Beispiel: Wer besorgt für meine Katze das Futter?

7. Welche Konflikte gibt es im direkten Umfeld des Patienten? Welche Konflikte gibt es in bezug auf den Beruf des Patienten?

Sind die aktuellen Gegenwartsprobleme des Patienten weitgehend geklärt, so erfolgt jetzt ein Blick mehr und mehr in die Vergangenheit:

8. Gab es einen Verlust beziehungsweise mehrere Verluste? Gab es eine Rolle, die schwer erschüttert wurde, zum Beispiel die Rolle als Mutter, als Vater, als Ehefrau oder erfolgreicher Geschäftsmann? Gab es den Verlust einer ganz wichtigen Persönlichkeit, ohne die der Patient praktisch nicht leben kann oder gar nicht mehr leben mag? Was ist durch den Verlust der Rolle oder des inneren Verbündeten passiert?

9. Das Selbstwertgefühl des Patienten. Hat er sich selbst abgesperrt, da er das Gefühl hatte, als er selbst nur verletzt zu werden oder nicht liebenswert zu sein?

10. Ist der Patient »echt« in seinen Empfindungen, Gefühlen, Gedanken, Worten und Handlungen, das bedeutet: Stimmen diese überein?

11. Fühlt sich der Patient allein oder allein gelassen? Wann ist dieses Programm aufgetreten, in bezug auf

welche Person, in bezug auf welche Dinge, auf welche Themen, auf welche Lebensbereiche? Was ist der Auslöser hierfür?

12. Fühlt sich der Patient hilflos? Glaubt er, daß es für ihn überhaupt noch Hilfe gibt? Glaubt er, daß ihm überhaupt noch jemand helfen kann?

13. Hat der Patient noch Hoffnung? Gibt es überhaupt Hoffnung? Hat er die Hoffnung schon aufgegeben? Können Sie sich vorstellen, daß es in dieser Situation noch Hoffnung gibt?

14. Ist alles sinnlos geworden? Was ist sinnlos geworden? Warum zum Beispiel »geht es nicht mehr« und was »geht nicht mehr«?

15. Fragen bezüglich des zukünftigen Lebens: Was will ich mit meinem Leben anfangen?

Die Aufzählung dieser einzelnen Punkte erhebt keinen Anspruch auf Vollständigkeit. Im allgemeinen sollte man sich auf die Themen konzentrieren, bei denen die meiste Spannung vorhanden und worauf die meiste Aufmerksamkeit gerichtet ist. Dieses Vorgehen führt dazu, daß dem Patienten relativ schnell wieder vermehrte Lebensenergie zur Verfügung steht, die zuvor in Konflikten gebunden war. Dies dürfte sich auch auf meßbare Immunparameter, zum Beispiel die Lymphozytenzahl, auswirken. Das Vorgehen ist also insgesamt nie dogmatisch, sondern immer ganz individuell zu sehen.

Körpergefühl

Wir haben vom Rückzug des Patienten aus der Kommunikation und aus seinem Leben erfahren. Dieser Rückzug erfolgt zunächst im Inneren (bewußt oder unbewußt) und spiegelt sich später im Äußeren wider. Mit dem Verlauf einer Krankheit, hier der Krebskrankheit, kommt es auch zu einem Nachlassen der gefühlsmäßigen Wahrnehmung des Körpers: »Ich fühle mich nicht« oder »Ich fühle mich nicht gut«. Dies signalisiert, daß der Körper weniger oder gar nicht mehr mit positiver Emotionalität versorgt wird. Das hat sicherlich auch Auswirkungen auf körperliche Vorgänge. Intuitiv wird deshalb jede Mutter, wenn das Kind verletzt und weinend zu ihr gelaufen kommt, zusammen mit dem Kind die Aufmerksamkeit auf diese verletzte Stelle richten, verstärkt durch Pusten. Das hilft dem Kind, den Schmerz schneller zu überwinden. Amerika erlebt derzeit einen Boom dieser Behandlungsmethode, die sich »touch for health« nennt. Der Grund für die überraschenden Behandlungserfolge durch das Berühren liegen in der Wiederaufnahme der Kommunikation mit dem Körper, der Wiederherstellung eines normalen Körpergefühls.

Frauke Teegen schreibt in ihrem Buch »Die Bildersprache des Körpers«:

»Im Rahmen der jüdisch-christlichen Kultur ist der Körper eher negativ bewertet. Sinnliche, körperliche und leibliche Erfahrungen werden in einen Gegensatz zum Geistigen gestellt und als niedrig, ›sündig‹ gesehen. Untersuchungen zum Körpererleben Erwachsener machen deutlich, daß das Körperbild eines Menschen entwicklungsgeschichtlich sowie kulturell und geschlechtsspezifisch vermittelte Erfahrungen mit dem Körper enthält. Zugleich sind diese Erfahrungen mit der persönlichen Lebensgeschichte verbunden, mit ganz spezifischen Gefühlen und Wertungen. Und so ist das Körperbild als komplexes inneres Erfahrungsmuster auch Grundlage des Selbstbildes, des Lebensgefühls und des Kontaktes zur Realität.

Wenn Menschen traumatische Situationen erleben, seelisch und körperlich gefährdet und verletzt werden, nicht fliehen oder kämpfen können, besteht eine Überlebens- und Bewältigungsstrategie darin, die körperliche und emotionale Eigenwahrnehmung zu vermindern oder aus- zuschalten.

Die Beziehung, die wir zu unserem Körper haben, ist un- trennbar mit unserer Beziehung zu uns selbst und unserer Umwelt verbunden. Bei allen neurotischen, psychosoma- tischen und psychotischen Störungen ist es wichtig, die Entfremdung zum Körpererleben zu überwinden.«

Diese Erkenntnisse können wir in der Therapie auch des Krebskranken verwenden, indem wir ihn dazu anregen, sich selbst und speziell auch seinen Körper wieder ver- mehrt wahrzunehmen. Das kann auch in der Vorstellung geschehen, wie es selbst der Schwerkranke noch tun kann. Noch effektiver ist die tatsächliche körperliche Berührung auch der erkrankten oder verletzten Körperbereiche. Die- se Berührungen kann der Kranke selbst vornehmen, bes- ser noch, es geschieht durch den Arzt, die Krankenschwe- ster, den Angehörigen, Freunde oder Bekannte.

Also: Fassen Sie den Patienten an, berühren Sie ihn und helfen ihm, sich selbst und seinen Körper wieder voll- ständig zu spüren. Je länger und öfter Sie es tun, um so besser!

Intuitives Denken

Die moderne Wissenschaft, somit auch die moderne Me- dizin, ist auf analytisch-rationalem Denken aufgebaut. Analytisch erfassen kann ich nur Dinge, die bereits bekannt sind. Diese lassen sich zählen, messen, bewerten und in der Bewertung neu arrangieren. Bei diesen Vorgängen komme ich jedoch niemals über den bereits bekannten Rahmen hinaus. Dieser Rahmen stellt die Begrenzung dar.

Ganz anders ist das intuitive Denken. Dieses braucht keinen Rahmen, öffnet Räume und erweitert unsere Sicht der Dinge. Unter Intuition verstehen wir einerseits die plötzliche Eingebung, wie wir sie in den Künsten kennen. Diesen Vorgang möchte ich hier nicht anführen, weil er kaum beschreibbar, eher erfahrbar ist. Die andere Definition meint das unmittelbare, nicht auf Reflexion beruhende Erkennen und Erfassen eines Sachverhalts. Diesen Vorgang kann ich trainieren, indem ich durch die entsprechenden Gedanken den geistigen Raum in mir freimache, um Zusammenhänge zu erfahren und zu erfassen. Dies mag ein ganz einfacher Gedanke sein, wie zum Beispiel: »Heute erlebe ich den Tag positiv.« Durch diesen Gedanken habe ich den Raum dafür geöffnet, positive Dinge zu sehen und zu erleben. Dieser Tag wird ganz anders verlaufen, als wenn ich morgens mit dem Gedanken in den Tag gegangen wäre: »Heute geht bestimmt wieder alles schief.«

Durch dieses gedankliche Training gelingt es mir, auch in Konfliktsituationen die Dinge neu zu sehen. Nehmen wir nur die Vorstellung: »Ganz gleich, was geschieht, es gibt dazu sicherlich eine gute Lösung.« Durch diese übergeordnete Vorstellung wird es mir mehr und mehr gelingen, auch Situationen schwerster Anspannung zu ertragen und den gedanklichen Raum für Lösungen nicht zu verschließen, sondern zu öffnen. Dies ist im übrigen eine der besten und entspannendsten übergeordneten Vorstellungen. In ähnlicher Weise kann ich an jede Problematik herangehen. Dieses Denken wird bereits intuitiv vielfach benutzt mit so simplen Gedanken wie: »Das schaffen wir schon«, »irgendwie kriegen wir das schon hin«, »wir werden unser Ziel schon erreichen« und so weiter. Auf diese oder ähnliche Weise hat sich mancher schon geholfen, schwere Konfliktsituationen durchzustehen. In ähnlicher

Form können wir nun auch intuitiv an die zentrale Krebsproblematik »allein/nicht allein« herangehen.

Durch das sinngemäß zu verstehende Programm »Allein« ist die Kommunikation mit dem gesamten Organismus und dem sozialen Umfeld gestört beziehungsweise nicht mehr vorhanden. Dieses Programm aufzubrechen, hat damit eine vorrangige Bedeutung. Mit der Vorstellung »Ich bin nicht allein« werden wir nicht weiterkommen. Eine Selbstprogrammierung in dieser Form funktioniert nicht, da sie eine Negation beinhaltet, eben das Wörtchen »nicht« (siehe S. 60). Aus diesem Grund würde auch der Gedanke »Ich bin nicht allein« die Vorstellung »Allein« verstärken, um dann beiseite geschoben zu werden. Der Gedanke »Ich bin nicht allein« beinhaltet damit schon eine eigenständige Spannungsquelle.

Wir müssen an diese Problematik also anders herangehen, eben durch eine positive Vorstellung. Diese beginnt damit, daß ich gedanklich den Raum öffne für Kommunikation mit anderen, für Kontakt mit anderen, für das Leben mit anderen. Dies könnte geschehen durch positive Selbstprogrammierungen wie zum Beispiel: »Ich stehe in gutem Kontakt mit anderen Menschen, ich bin in guter Kommunikation mit anderen Menschen, ich nehme am Leben teil.« Diese Vorstellungen wirken wie aktive Sendestationen, die diese Gedanken an meine Mitmenschen, ja an das gesamte Universum ausstrahlen. Dies wird auch andere anregen, mit mir in Kontakt und Kommunikation zu treten, wenn sie es wollen. Wir haben damit das Gegenstück zu der Ausstrahlung »Allein und hilflos«, das ja bekanntlich die Menschen isoliert, wie wir das bei Krebspatienten überdeutlich erleben.

Mit diesem Vorgehen begegnen wir der inneren Krebsproblematik also nicht analytisch, sezierend, zergliedernd, sondern intuitiv-öffnend. Da Gedanken Kräfte sind, die tatsächlich auch über größere Entfernungen hin ausstrahlen, hat dies eine enorme Wirkung, so einfach es auch klingt. Lassen Sie mich zwei Beispiele erzählen: Eine Frau kommt zur Behandlung und beklagt sich bitter darüber, daß sie seit vielen Jahren mit ihrem Mann über bestimmte Themen nicht sprechen könne (Programm und Ausstrahlung). Nachdem wir diese Problematik herausgearbeitet hatten, öffnete sie den Raum für Kommunikation mit dem einfachen Gedanken »Ich kann mit meinem Mann offen reden«. Diese Frau rief mich am nächsten Tag begeistert an: Sie war kaum nach Hause gekommen, als ihr Mann begann, über das Thema mit ihr zu reden, über das eine Kommunikation seit Jahren nicht möglich gewesen ist. Die Frau hatte also einfach den Raum hierfür geöffnet, und da ihr Mann offensichtlich ebenfalls an einer Kommunikation zu diesem Thema interessiert war, fand diese auch statt.

Ein junger Mann berichtete darüber, daß seine Arbeit ihn nicht ausfülle und langweile. Jeden Abend käme er völlig frustiert nach Hause. In unserem Gespräch einigten wir uns auf folgende Vorstellung: »Ich habe eine interessante Arbeit, die mich ausfüllt und befriedigt.« Bereits am nächsten Tag wurde er zu seinem Chef gerufen, der ihm neue Aufgabenbereiche übertrug.

Wir lernen hier also einen sehr machtvollen Bereich kennen, nämlich die Auswirkungen unserer Ausstrahlung. Dieser Bereich gehört zu unseren naturgegebenen Fähigkeiten. Als geistige Wesen dürfen wir diese Fähigkeiten benutzen, müssen jedoch geistige Gesetzmäßigkeiten beachten, da ansonsten die Energie, die mit diesem Bereich verbunden ist, voll auf uns zurückschlagen würde. Fünf Punkte sind bei der Anwendung dieser Fähigkeiten dringend zu beachten:

1. Eine positive Selbstprogrammierung ist in der Gegenwart zu formulieren, da sie vom Unterbewußtsein

wörtlich genommen wird. Es heißt also: »Ich bin gesund«, und nicht: »Ich werde gesund«, da Letzteres auf eine unbestimmte Zukunft hin projiziert ist. Der Gedanke, »ich bin gesund«, ist geistige Realität, das Umsetzen bis in den körperlichen Bereich kann jedoch einige Zeit in Anspruch nehmen. Viele Patienten haben mit dieser Formulierung Schwierigkeiten, da sie – scheinbar zu Recht – darauf hinweisen, daß es ja eine Lüge sei, zu behaupten, »ich bin gesund«, wenn ich offensichtlich krank bin. Doch wie ist es, wenn wir sagen, »Ich fahre nach Rom«? Sind wir schon in Rom angekommen oder stellt dies vielmehr das Ziel dar, auf das wir hinarbeiten, indem wir alles tun, um nach Rom zu gelangen, nämlich Pläne machen, Fahrkarten kaufen und so weiter. Zum Schluß stimmt es dann: »Ich fahre nach Rom«, und schließlich bin ich in Rom. Ähnlich ist es mit der Vorstellung »ich bin gesund«. Dies ist das geistige Ziel, das ich innerlich immer wieder bestätige und bekräftige, bis es sich vollzogen hat. Es wäre schön, wenn sich die Idee durchsetzte, daß es wirklich so einfach ist, allerdings ein bißchen Geduld und Ausdauer braucht!

2. Kein Einschluß von negativen Worten, wie zum Beispiel nicht, keine, niemand und so weiter (S. 60).

3. Keine Verallgemeinerungen, da diese für uns schwer bis unmöglich zu erreichen sind. Versuchen Sie doch einmal, ab jetzt »alles immer besser« zu machen.

4. Die Beachtung des ethischen Moments. Vorstellungen sollten für und nicht gegen jemanden gerichtet sein und immer das Wohl aller Beteiligten beachten (Liebe den Nächsten wie dich selbst). Ein egoistischer Gedanke könnte leicht auf uns selbst zurückschlagen.

5. Eine positive Selbstprogrammierung zu einem bestimmten Thema regt alle in uns zu diesem Thema vor-

handenen Programme an. Bestimme ich also, »Ich habe genügend Zeit«, so könnten in uns negative Zeitprogramme wie zum Beispiel »Ich komme immer zu spät«, »Ich schaffe es nie rechtzeitig« oder ähnliches angeregt werden und uns in erhebliche Turbulenzen bringen. Dies gilt es zu erkennen und zu überwinden. Das Kennenlernen des intuitiven Denkens öffnet uns also den Raum für eine gänzlich andere Behandlungsweise unserer eigenen Probleme. Dies sollte anfänglich zusammen mit einem erfahrenen Gesprächspartner trainiert werden. Gerade durch das intuitive Denken und die positive Selbstprogrammierung kann ich dem Patienten helfen, mehr und mehr aus seiner Isolation herauszukommen. Dies dürfte ein sehr wichtiger Aspekt in der Behandlung der Krebskrankheit sein.

Die Helfer

Carl Simonton schreibt in seinem Buch »Auf dem Wege der Besserung« über die Rolle der Bezugsperson: »Jeder Patient, der am Programm des Simonton-Cancer-Center teilnimmt, ist gehalten, eine wichtige Bezugsperson für die ganze Dauer des Programms mitzubringen.« Simonton weist sehr deutlich darauf hin, wie wichtig es ist, daß der Krebspatient eben nicht alleine ist oder allein gelassen wird, sondern eine Vertrauensperson (oder auch mehrere) hat, mit der (denen) er alles besprechen kann.
Ein Krebspatient wird im allgemeinen von einem Arzt, eventuell auch nacheinander oder gleichzeitig von mehreren Fachärzten behandelt. Darüber hinaus ist der Patient jedoch unglaublich vielen Einflüssen ausgesetzt. Da ist die Nachbarin, die eine schreckliche Geschichte aus der Familie zu berichten weiß. Da sind die Medien, die ständig

über Mißerfolge bei der Behandlung krebskranker Prominenter berichten. Da sind die Freunde, die »gute« Ratschläge geben, und da ist schließlich die Familie, die entweder schweigend und hilflos dasteht oder den Patienten zu immer neuen Hoffnungsquellen treibt. Im Schnitt wird der Patient von zehn bis zwanzig nicht-ärztlichen Ratgebern mit mehr oder weniger kompetenten Informationen versorgt, beraten oder auch bedrängt. Da nützt es oft wenig, wenn ein noch so kompetenter und einfühlsamer Arzt versucht, den Patienten zu führen.

Aus diesen Gründen, sozusagen als Gegengewicht, sollte sich ein ganzes Behandlungsteam bilden. Dies ist noch reine Utopie und wird bis heute nur in den wenigsten Fällen verwirklicht. Doch lassen Sie uns trotzdem eine ideale Szene einer solchen Teamarbeit ausmalen.

Zu einem derartigen Team sollten Ärzte gehören, Psychologen, die Verwandten und Freunde sowie eventuell die Mitglieder einer Selbsthilfegruppe. Dieses Team müßte professionell angeleitet und geschult werden. Dazu gehört die Vermittlung der Zusammenhänge von Krankheit und Gesundheit, die speziellen Kenntnisse über die spezielle Erkrankung, das Überwinden der eigenen Ängste und das Erlernen von Kommunikation sowohl auf verbalem wie auf nicht verbalem Weg. Mit Hilfe eines solchen Teams könnte der Patient den vielen, oben beschriebenen negativen Einflüssen entzogen werden. Dies würde einen sehr entspannenden Einfluß auf den Patienten und vermutlich einen sehr positiven Einfluß auf den Krankheitsverlauf haben.

Leider sieht die Realität bis heute ganz anders aus. Laut Statistik leben etwa dreißig Prozent aller Krebspatienten nicht nur allein, sondern sind darüber hinaus auch völlig alleinstehend. Hier wäre ein enormer Energie- und Zeitaufwand notwendig, um den Rückzug des Patienten aus dem Leben zu stoppen und eine Kommunikation zu seiner Umwelt langsam und vorsichtig wieder aufzubauen. Doch auch für die Menschen, die alleine sind und keine Helfer haben, gibt es Hilfe. Diese ist in den Kapiteln über spirituelle Aspekte und über intuitives Denken beschrieben. Meditieren, neue Einstellungen mittels Affirmationen üben kann schließlich auch der Alleinstehende!

Mit dem Team-Gedanken würde die alte Behandlungsstruktur Arzt/Patient aufgebrochen. Dazu gehört nicht nur das Umdenken der Patienten, sondern auch vieler Ärzte. Eine Erkrankung ist eben nicht nur ein rein körperliches Geschehen, eine zu reparierende Fehlfunktion von Organen, sondern immer eine Erkrankung des ganzen Menschen und damit seines Lebens. Dies beinhaltet die Aspekte des Lebens mit sich selbst, seiner näheren und weiteren Umgebung, mit der Natur und dem ganzen Kosmos. Wenn wir diese vielen Aspekte bedenken, ist es nicht verwunderlich, daß die heute übliche Krebstherapie »auf der Stelle tritt«.

Wir konnten feststellen, daß eine zentrale Empfindung des Krebskranken die Empfindung von allein/allein gelassen ist. Hierzu gesellen sich in hohem Maße die Aspekte von Hilflosigkeit, Hoffnungslosigkeit, Sinnlosigkeit und Ausweglosigkeit. Diese Zusammenhänge könnten wir den primären Programmkomplex bei Krebs nennen im Unterschied zu den sekundären, hiermit verknüpften Programmkomplexen, die durch Therapie und Verlauf, durch gestörte Kommunikation mit den Ärzten oder sonstige schwerwiegende Turbulenzen hervorgerufen werden.

Der Aspekt, allein oder allein gelassen zu sein, kann sich auf den ganzen Menschen beziehen oder nur auf Teilbereiche seines Lebens, seiner Identität. Er zieht sich in den meisten Fällen durch große Bereiche des Lebens, in vielen Fällen bis zurück in die Kindheit oder in die allerfrühesten

Zeitabschnitte des menschlichen Lebens. An dieser Stelle können wir zum Teil wahre Horrorgeschichten erfahren, meist aus der Kindheit, wodurch der Eindruck entstehen muß: »Ja, wirklich, dieser Mensch wurde ja schrecklich allein gelassen.«

Nun müssen wir uns allerdings an die Ursprünge von Programmen erinnern. Latent liegt das Programm von Trennung und Isolation bei jedem Menschen vor. Es kommt nun darauf an, wie er in einer entsprechenden Situation auf äußere Ereignisse reagiert, ob also ein entsprechender Auslöser das Programm des Allein-gelassen-Werdens in Gang setzt oder nicht. Wäre das nicht so, so dürfte es wahrscheinlich keinen Menschen auf dieser Erde geben, bei dem nicht dieses Programm aktiv wäre, denn wer hat nicht in der Kindheit ähnliche unschöne Situationen erlebt. Ich erinnere mich an ein Ereignis, wo ich etwa drei oder vier Jahre alt war. Es war stockfinster, und ich ging schlaftrunken durch die Wohnung. Es war niemand da. Dennoch habe ich mich nicht allein oder allein gelassen gefühlt, sondern bin mit meinem Bettzeug zu den Nachbarn gegangen und habe dort weitergeschlafen, bis meine Eltern kamen. Dieses Ereignis hat keinen seelischen Schock bei mir hinterlassen.

Auch wenn die Patienten auf eine lange Kette von zum Teil schrecklichen Ereignissen hinweisen können, in denen sie sich allein gelassen fühlten, so ist doch ganz wichtig: Wie haben sie diese Ereignisse verarbeitet?

Bei einem Patienten, der an Krebs erkrankt ist, der vielleicht operiert wurde, der sich ausgestoßen und isoliert fühlt, der merkt, daß sich Freunde, Verwandte und Bekannte von ihm zurückziehen, müßte der richtige therapeutische Ansatz darin bestehen, ihn wieder in eine Gruppe zu integrieren. Doch das ist leichter gesagt als getan. Diese Menschen haben ja nicht bewußt den Rückzug angetreten, sondern fühlen sich zwanghaft isoliert. Für sie ist zunächst jeder Kontakt mit anderen Leuten, selbst mit vertrauten Personen, spannungserzeugend. Denken wir daran, daß ein Programm immer recht hat. Wenn ein Programm also sinngemäß lautet »Du bist allein«, ist jede Kommunikation, jeder Kontakt mit anderen Menschen wie ein Schlag ins Gesicht. Deshalb verwundert es nicht, wenn David Spiegel darüber berichtet, daß in der Gruppe von Patienten, die zusätzlich mit Psychotherapie behandelt wurden, in den ersten Monaten mehr Todesfälle auftraten als in der ohne Psychotherapie behandelten Gruppe. Das änderte sich später deutlich. Dieses Phänomen kennen auch die Homöopathen als sogenannte Erstverschlechterung bei Behandlungen.

Die Wiedereingliederung in eine Gruppe stellt zwar ein vorrangiges und vielleicht sogar das wichtigste Therapieziel dar, aber »die Rechnung darf nicht ohne das Programm« gemacht werden. Zu diesem Thema können alle Leiter von Selbsthilfegruppen leidvoll berichten. Da sind jene Patienten, die sich zwar einer Gruppe anschließen, aber in der Gruppe dennoch nicht aus sich herausgehen und weiterhin völlig zurückgezogen bleiben. Das sind auch weiterhin die »armen Schlucker«. Dann gibt es da jene Patienten, die über kurz oder lang Turbulenzen auslösen oder denen auch in der Gruppe scheinbar unrecht getan wird. Diese Patienten finden sehr rasch – und das scheinbar völlig zu recht – einen oder viele Gründe, um sich aus dieser Gruppe wieder zurückzuziehen. Wenn der Gruppenleiter diese Zusammenhänge nicht kennt, und das gleiche gilt auch für alle Psychologen, die sich mit der Behandlung von Krebskranken beschäftigen, kann er sich zum Teil »ganz schön schuldig« fühlen, da es offensichtlich an ihm gelegen hat, daß der Patient sich wieder zurückziehen muß.

Die Wiedereingliederung in eine Gruppe ist ein Ziel, das vielleicht wichtigste Ziel, doch der Weg zu diesem Ziel muß sehr vorsichtig und sehr individuell beschritten werden. Viele Patienten brauchen viel Zeit, um sich wieder anderen Menschen vertrauensvoll nähern zu können. Oder sie brauchen sehr viel Liebe, Zuwendung und Toleranz. Wir erleben nicht selten, daß es lange dauert, bis die inneren Widerstände überwunden sind. Ich erinnere mich hier an jene Patienten, die mich selbst bei dem fünfzigsten Besuch noch skeptisch und fast wie einen Feind betrachteten. Ich erinnere mich auch an jene Patienten, die sich trotz vieler Stunden liebevoller Zuwendung enttäuscht von mir abwendeten, nachdem ich einen angeblich falschen Satz gesagt hatte. Ich erinnere mich an die Patientin, die ich bereits mehrere Jahre mit ihrer schwierigen Krankheit erfolgreich betreute. Als ich ihr dann einmal im Beisein ihres Mannes sagte, daß ich ihr schließlich auch keine Garantie für eine Heilung geben könne, war das für sie wie ein Dolchstoß in den Rücken. Das hätte ich nicht sagen dürfen, meinte sie. Und ihr Mann, der sehr viele Gespräche mitbekommen hatte, meinte, daß er das doch schon immer gewußt habe. Für ihn war es nur eine Bestätigung seiner von Anfang an bestehenden Skepsis, daß es sowieso keine Heilung geben könne. So wurde durch einen einzigen Satz (»Letzten Endes kann ich Ihnen auch keine Garantie für eine Heilung geben«) eine seit Jahren vertrauensvolle Kommunikation unwiderruflich zerstört. Es war der letzte Besuch dieser Patientin in meiner Praxis.

Ähnliche Ereignisse habe ich einige Male erlebt. Anfangs war ich über die Auswirkung völlig konsterniert, hatte nicht selten Schuldgefühle und dachte, irgend etwas grundsätzlich falsch gemacht zu haben. Deshalb sollte man die Zusammenhänge erkennen und begreifen.

Die Kommunikation mit einem an Krebs erkrankten Menschen ist aufgrund der mentalen Programme leicht irritierbar. Schließlich hat er das Gefühl, allein gelassen zu werden. Dafür wird er schnell eine Bestätigung finden, ob dies nun der Wirklichkeit entspricht oder auch nicht. Hier gilt es, sehr viel Geduld, Liebe und Toleranz zu wahren und immer wieder Vertrauen aufzubauen. Das wird eines Tages zum Erfolg führen.

Ein äußerer Streß wird ganz anders erlebt, ob ein Mensch allein davor steht oder diesen Streß in einer Gruppe erlebt. In der Gruppe findet er andere, die Ähnliches oder Gleiches erlebt haben, und er wird sich gerade in einer »Selbsthilfegruppe nach Krebs« leichter verstanden und angenommen fühlen. Dadurch werden viele Ereignisse erträglicher, selbst schwerwiegende Vorkommnisse wie die Verschlimmerung der Erkrankung oder sogar Todesfälle innerhalb der Gruppe.

David Spiegel berichtet, daß zunächst die Sorge bestand, die Patienten könnten durch Todesfälle innerhalb der Gruppe zu stark gefährdet oder geschädigt werden. Dies war jedoch nicht der Fall. Durch das gemeinsame Erleben wurden auch diese schwerwiegenden Ereignisse ganz anders verarbeitet. Die Patienten hatten jemanden, mit dem sie darüber reden konnten. Sie lernten, wieder Emotionen zuzulassen und die Dinge in einem anderen Licht zu sehen. Auch dieser Faktor führte zu einer Stabilisierung des einzelnen und damit der Gesamtgruppe.

Ist also der erste Kontakt zu einer Gruppe erst einmal hergestellt und sind die anfänglichen Kommunikationsschwierigkeiten überwunden, dann ändert sich auch das Verhalten des Patienten. Eine Betroffene schreibt hierzu: »Dann aber fand ich den Weg in eine Selbsthilfegruppe. Ich wurde dort aufgefangen, war beeindruckt von der Herzlichkeit und Offenheit. Und mir wurde deutlich ge-

207

macht, daß das Leben weitergeht. Daß es noch viel Sinnvolles und Positives gibt. – Ich habe diese Gruppe drei Jahre lang regelmäßig besucht und fühlte mich dann stark genug, die gesammelten, positiven Erfahrungen auch an andere weiterzugeben.« Für diese Frau waren also die Erfahrungen in einer Selbsthilfegruppe, »zu trösten, seelisch beizustehen, auch dann, wenn alle ärztliche Kunst versagte und jemand aus unserer Mitte sterben mußte«, eine wertvolle Erfahrung und ein wichtiger Schritt zur Gesundung. Diese Erfahrungen führten nicht zu weiteren Belastungen, sondern zu einer besseren Verarbeitung der mit dem Leben verbundenen Probleme, Sorgen und Nöte. Vielleicht heißt es deshalb auch »Selbst«-Hilfe-Gruppe?!

Die Gesellschaft als Gegenpol

Wenn wir das vorhergehende Kapitel gelesen haben, müßten wir annehmen, daß die gesamte Gesellschaft auf der Seite des Krebspatienten steht und ihn in seinem Heilungsbemühen unterstützt. Leider ist das nicht so.
Jeglicher Krebsschmerz, wenn er nicht durch eine Knochenfraktur bedingt ist oder durch eine Blockade lebenswichtiger Funktionen (zum Beispiel durch einen Darmverschluß), ist durch eine Gesprächsbehandlung wesentlich beeinflußbar oder kann sogar ganz verschwinden. Dies konnte ich in mehr als hundert Fällen eindeutig nachweisen. Eine derartig erfolgreiche Schmerzbehandlung gelang sogar durch Gespräche per Telefon, wenn die exakte Ursache des Schmerzes im Gespräch gefunden werden konnte. Aus diesem Grund benötige ich bei der Behandlung von Krebspatienten relativ wenig Schmerzmittel und ganz selten Morphium.
Der Effekt dieser Schmerztherapie durch Gespräche hielt

jedoch oft nur so lange an, wie der Patient sich in meinem Sprechzimmer, in der Praxis oder zumindest nicht in dem auslösenden Spannungsfeld aufhielt. Zunächst war ich sehr überrascht, daß der Patient völlig schmerzfrei die Praxis verließ, die Schmerzen jedoch beim Heraustreten auf die Straße, auf dem Weg nach Hause oder zu Hause wieder anfingen und nicht selten innerhalb kürzester Zeit mit voller Intensität wieder auftraten.

Ich darf an dieser Stelle daran erinnern, daß Energie bis hin zum Schmerz sich aufstauen kann, wenn zum selben Thema zwei gegensätzliche Programme aktiv sind. Wenn der Patient durch die Gesprächsbehandlung die Schmerzen verlor, schöpfte er Hoffnung auf Heilung. Kaum hatte er jedoch die Praxis verlassen, wurde er wieder mit den allgemein gängigen Meinungen zum Thema Krebs voll konfrontiert: Krebs führt zum Tod, Krebs ist schmerzhaft, beim Krebs muß man sich quälen und stirbt unter Schmerzen. Diese allgemein gängige Meinung tritt dem einzelnen Patienten überall entgegen. Er muß nur eine Zeitung aufschlagen, den Fernseher einschalten oder sich das Gerede der Nachbarn anhören. Dies könnte man den gesellschaftlichen Pol nennen, dem der einzelne Patient in den allermeisten Fällen nicht gewachsen ist. Seine gerade erworbene Selbstsicherheit, den ersten Anflug von Glauben und Hoffnung auf Heilung verliert er in dem Moment wieder, da ihn der mächtige Gegenpol der allgemeinen gesellschaftlichen Meinung trifft. Dann fällt er innerlich erneut um. Angst, Panik und Schmerz treten wieder auf. Ich kenne nur ganz wenige Patienten, die innerlich stark genug blieben, um diesem gesellschaftlichen Gegenpol, vertreten nicht selten durch die Ärzte selbst, kraftvoll und unerschütterlich entgegenzutreten.

In seinem Buch »Diagnose: unheilbar, Therapie: weiterleben« schildert Paul C. Roud dies so: »In meiner eigenen psychotherapeutischen Arbeit mit Krebspatienten konnte ich feststellen, daß die Berichterstattung der Presse über diese (negativen) Forschungsergebnisse auf einige Menschen geradezu vernichtend wirkte. Die Wissenschaft hatte ›bewiesen‹, daß sie machtlos waren und ihre Krankheit nicht beeinflussen konnten. Die ›wissenschaftlich erwiesenen‹ Ergebnisse lösten in diesen Menschen Hilflosigkeitsgefühle und tiefe Depressionen aus.« Der Autor berichtet auch über einen Patienten, der sich nicht durch den »gesellschaftlichen Gegenpol« entmutigen ließ. Er war mehrfach an Krebs erkrankt und hatte – entgegen aller Statistik – die Krankheiten überstanden. Seine Einstellung war folgende: »Ich kam zu dem Schluß – und das ist nicht wissenschaftlich –, daß ich auf irgendeine Weise selbst meinen Krebs verursachte. Für mich war das wirklich eine weise Erkenntnis. Die Schwierigkeit, die Außenstehende oft mit dieser Aussage haben, ist die, daß sie das Übernehmen von Verantwortung mit Scham, Selbstvorwürfen oder Schuldgefühlen gleichsetzen. Das ist aber nicht mein Ansatzpunkt. Ich glaube, daß man sich entscheiden kann, ob man in dieser Welt und im eigenen Leben auf der Ursachen- oder auf der Wirkungsseite stehen will. Bis zu diesem Zeitpunkt hatte ich immer nur angenommen, ich sei dem Wirken höherer Mächte unterworfen. Nun hörte ich auf, das zu glauben, und sagte mir: ›Auf irgendeine Weise bin ich selbst die Ursache dafür. Und wenn ich selbst die Ursache bin, dann kann ich auch etwas daran ändern.‹ Ich sagte mir: ›Verdammt nochmal, Ray, du hast es verursacht. Wenn das so ist und wenn du es wirklich glaubst, dann kannst du auch damit fertig werden. Was du hervorgerufen hast, kannst du auch wieder zurücknehmen. Du kannst das ändern.‹ An diesem Punkt kam die entscheidende Wende. Der Patient fing an, sein Leben grundlegend zu verändern.«

Derselbe Patient sagte an einer anderen Stelle: »Als man meine Krebserkrankung als tödlich diagnostizierte, akzeptierte ich es einfach nicht. Das ist keine Verleugnung der Realität. Das bedeutet, daß ich keinem Experten gestatte, das Todesurteil über mich zu sprechen. Wenn ich mich darauf einlasse, ist es der Anfang vom Ende.«

Diese Stärke eines Patienten ist leider sehr selten, und ich habe sie nur bei wenigen Patienten beobachten können. Gerd L. war ein solcher Patient. Er kam zu mir zur Nachsorge eines Hautkrebses (malignes Melanom). Etwa ein halbes Jahr nach der Hautkrebsoperation war sein Lungen-Röntgenbild völlig verändert. Es sprach nach Aussage von Experten für eine ausgedehnte Lungenmetastasierung des Hautkrebses. Bei dieser Tumorart sind die Erfolgsaussichten für eine Behandlung nahe null. Ich war selbst erschrocken und schwankte, ob und wie ich es dem Patienten mitteilen sollte. Durch das Verhalten des Patienten selbst ermutigt, klärte ich ihn über Befund und Prognose wahrheitsgemäß auf. Gerd L. war keineswegs geschockt. Nach einem kurzen Augenblick des Überlegens sagte er: »Okay, Doktor. Ich bin im letzten Weltkrieg gewesen, ich habe viele Menschen um mich herum sterben sehen, ich selbst war dem Tod mehrfach sehr nahe. Auch das hier werde ich überleben! Sie sind der Fachmann auf medizinischem Gebiet. Sie sagen mir, was zu tun ist, und ich werde es tun.« Ich riet ihm, sofort das Rauchen einzustellen, und schlug ihm eine Chemotherapie vor. Durch diese Therapie gelingt es, in etwa zwanzig Prozent eine Besserung zu erreichen, so gut wie nie jedoch eine vollständige Rückbildung der Metastasen. Bei Gerd L. bildeten sich die Lungen-Röntgenveränderungen innerhalb weniger Monate vollständig zurück. Er ist heute seit mehr als zehn Jahren krebsfrei.

Nur wenige Menschen haben eine derart starke Persönlichkeit, um dem gesellschaftlichen Gegenpol widerstehen zu können. Dieser signalisiert, leider unterstützt auch durch viele Mediziner, als Realität Folgendes: Krebs ist tödlich, Krebs ist sehr schmerzhaft, Krebs führt zu Leiden und Siechtum, Krebs ist letzten Endes nicht heilbar. Diesen ungeheuer mächtigen gesellschaftlichen Gegenpol abzuschwächen, ist deshalb auch eines der Ziele dieses Buches. Hier sollen alle Fakten sachlich und klar aufgeführt werden, die nachweisen, daß Krebs weder schmerzhaft noch unheilbar sein muß.

Selbständigkeit

Die Heilung des Krebspatienten, ganz gleich in welchem Stadium sich die Krankheit befindet, kann letztlich nur von innen heraus erfolgen, entsprechend dem bekannten Zitat »medicus curat, natura sanat« (Der Arzt lindert, die Natur heilt). Um dies zu erreichen, muß der Patient seine völlige Selbständigkeit erlangen beziehungsweise wiedererlangen. Dabei muß ihn der Therapeut unterstützen, ganz gleich, ob er Arzt, Psychologe, Freund, Ehemann oder Ehefrau ist. Ein gutes Beispiel hierfür findet sich in dem Bericht einer Frau, die an einer fortgeschrittenen Krebserkrankung mit Lebermetastasen litt. Diese Patientin, Ehefrau eines Pfarrers, besann sich darauf, wer sie wirklich ist, nämlich eine unsterbliche Seele, geschaffen als Ebenbild Gottes und von Natur aus gesund. Sie wandte sich im täglichen Gebet vertrauensvoll an ihren Gott und gab sich selbst permanent den positiven Satz ein: »Ich bin gesund.« Am Anfang war dies der blanke Hohn, wenn sie sich im Spiegel anschaute. Doch sie ließ sich durch nichts beirren, durch nichts ablenken oder erschüttern. Sie gedachte immer wieder ihres Gottvertrauens und bekräftigte innerlich: »Ich bin gesund.« Hierdurch fiel nach und nach alle Spannung von ihr ab, sie löste sämtliche Konflikte ihres Lebens und war nach zwei Jahren tatsächlich gesund.

Das Erkennen der eigenen Selbständigkeit und die konsequente Anwendung dieser inneren Einstellung ist der zentrale Wendepunkt zur Heilung. Viele Menschen möchten zuerst die Beweise erleben, nämlich ihre Gesundung, bevor sie glauben, daß die innere Einstellung der Selbständigkeit diese zentrale Rolle wirklich hat. Doch die Dinge funktionieren eben andersherum: zunächst die innere Selbständigkeit, das unerschütterliche Vertrauen in die eigene Gesundheit, erst dann wird man die Früchte ernten können.

Eine meiner Hauptaufgaben in der Praxis der Krebsbehandlung liegt in der Vermittlung dieser Erkenntnis und in der Hilfe zum Umsetzen dieser Erkenntnis. Bis heute ist dies leider erst in wenigen Fällen gelungen. Immer noch fühlen sich die meisten Menschen vom Schicksal in Form der Krebskrankheit überwältigt und suchen Anlehnung und Schutz bei einem anderen. Dieser soll bestimmen, was zu tun ist. Doch die Rolle des Arztes bei dieser Aufgabenverteilung ist beschränkt, beschränkt nämlich auf eine Manipulation allein im körperlichen Bereich. Das ist auch der Grund dafür, daß zum heutigen Zeitpunkt die herkömmliche Krebstherapie in ihrer Entwicklung stagniert. Sie muß auch stagnieren, da bei der konventionellen ärztlichen Therapie die mentalen Aspekte, ganz zu schweigen von den spirituellen, nicht bedacht und behandelt werden. Doch in diesem Bereich steckt jene Energie, die den Krankheitsprozeß anregt, aufrechterhält und beschleunigt. Ich denke, daß auch eine Entwicklung im gentechnischen Bereich hieran nicht viel ändern wird. Vielleicht wird die Rate der rein körperlichen Heilungen um zehn bis zwanzig Prozent ansteigen. Da jedoch auch bei dieser Therapie die hinter den chemisch-mechanischen Vorgängen stekkenden mental-energetischen Prozesse nicht beeinflußt werden, wird auch eine Genmanipulation das Krankwerden nicht verhindern können. Statt also die Anstrengungen noch mehr in diese Richtung zu lenken, ist es angebracht, den mentalen Bereich besser zu erforschen. Im Zentrum aller mentalen Vorgänge steht nun einmal das Zentrum der Persönlichkeit, im allgemeinen das Ich genannt. Und dieses Ich kann nur gesund sein, wenn es selbständig ist, selbständig im Empfinden, Fühlen, Denken, Wollen, Sprechen und Handeln. Deshalb lautet einer meiner Standardsätze immer wieder: »Sie sind der Boß in Ihrem Leben«.

Im Rahmen der Selbständigkeit ist der Umgang mit Spannung von vordringlicher Bedeutung. Spannung entsteht immer dann, wenn ein Konflikt, ein Problem, eine ungelöste, ungeklärte Situation vorhanden ist. Für den Patienten gilt es zu erkennen, wo sein Konflikt, sein Problem, seine ungelöste, ungeklärte Situation liegt. Dies können ganz banale Dinge sein oder auch tief existentielle Bereiche.

Ein lang andauernder Konflikt führt bei den Menschen nicht selten zu dem Gedanken von Ausweglosigkeit und Hoffnungslosigkeit und wirkt wie eine Lähmung. Deshalb ist es besonders wichtig, den Gedanken der Ausweglosigkeit durch einen anderen Gedanken zu ersetzen. Dieser lautet ganz einfach: »Zu diesem Konflikt gibt es eine Lösung.« Dieser Gedanke macht Hoffnung, führt aus der Lähmung heraus und bewirkt Erstaunliches. Mit diesem Gedanken wird unsere rechte Gehirnhälfte (beim Linkshänder die linke Gehirnhälfte) angeregt. Diese Gehirnhälfte denkt intuitiv, erfaßt analog, bildhaft, im Gegensatz zur linken Gehirnhälfte, die analytisch denkt.

Analytisch erscheinen manche Situationen, manche Konflikte einfach nicht lösbar. Wir rennen uns dann in Gedanken förmlich fest und grübeln über Vor- und Nachteile dieser oder jener Lösungsansätze. Ganz anders ist es mit der rechten Gehirnhälfte. Der einfache Gedanke, für diesen Konflikt gibt es eine Lösung, bewirkt in unserem »mentalen Großcomputer«, über Lösungen nachzudenken. Auch unsere Ausstrahlung ändert sich. Statt ständig die Gedanken »Probleme«, »Konflikte« auszusenden, was uns nur wiederum tiefer in Probleme und Konflikte führt, senden wir jetzt den Gedanken »Lösungen« aus. Wir machen gleichsam den Raum frei für eine Lösung. Dies bewirkt zweierlei. Erstens werden wir die Dinge um uns herum ganz anders wahrnehmen (wir haben die Problem-Schablone von unserem Denken weggenommen) und können plötzlich viele Dinge erkennen, die einer Lösung dienen könnten. Zum anderen bewirkt diese geänderte Ausstrahlung auch, daß andere Menschen uns helfen, Menschen, von denen wir uns vielleicht durch die Ausstrahlung »Probleme« innerlich zurückgezogen haben und umgekehrt. Ich habe bisher noch bei keinem Patienten erlebt, daß es nicht doch irgendeine gute Lösung gab, selbst wenn die Probleme lange bestanden oder scheinbar unlösbar waren. Im übertragenen Sinne könnte man sagen, daß das gedankliche Kreisen um Probleme und Konflikte vereinzelt, mich also auf mich selbst zurückwirft, während der Gedanke an Lösungen den Raum öffnet für Kommunikation und Hilfe.

Mit diesem einfachen Gedanken »Für diesen Konflikt gibt es eine gute Lösung« können wir also die bei der Krebserkrankung so sehr verbreiteten Aspekte Ausweglosigkeit, Hoffnungslosigkeit und Hilflosigkeit erfolgreich angehen.

Was muß ich tun, um gesund zu bleiben oder zu werden?

Natürlich werden nicht wenige Leser dieses Kapitel als erstes aufschlagen. Ich kann das gut verstehen. Wer krank ist, möchte schnelle Hilfe bekommen und sich nicht erst durch mehr als 200 Seiten quälen müssen. Doch ohne innerliches Erfassen der in diesem Buch beschriebenen Zusammenhänge wird es schwer sein, aus diesem letzten Kapitel das zu entnehmen, was dem einzelnen hilft. Denn dieses Kapitel soll schließlich eine Zusammenfassung geben und nicht einen Ersatz für das Vorhergehende.

Die zentrale Botschaft dieses Buches liegt darin, den Patienten anzuregen, daß er der Hauptakteur in seinem Leben ist und somit auch – wie es Carl Simonton nennt – den Schlüssel zu seiner Heilung selbst in sich trägt. Simonton schreibt: »Der Patient selbst ist für die Heilung viel wichtiger als die Dinge, die wir Ärzte für den Patienten tun können. Das Ziel meiner Arbeit ist: die Heilkraft im Menschen zu entfachen, die Wende von der Hoffnungslosigkeit zur Hoffnung einzuleiten. Dem werden natürlich alle traditionellen medizinischen Behandlungen zugefügt, die passend sind. Indem ich den Menschen helfe, ihre ganz spezifische Freude und ihre ganz spezifische Leidenschaft am Leben zu finden, setzt sich diese Heilkraft in Bewegung. Zuerst frage ich den Kranken und dessen Angehörige, was ihm tiefe Erfüllung und Freude in seinem ganzen Leben gebracht hat. Dann lehre ich den Patienten, auf sich selbst zu hören, still zu werden, in sich hinein zu horchen und die innere Weisheit sprechen zu lassen, und diese wird ihn dann zu mehr Reichtum des Lebens führen. Es ist eigentlich sehr einfach: auf der einen Seite darauf zu achten, was man gerne macht, und auf der anderen Seite, was die innere Empfindung einem sagt. Es ist einfach, aber nicht leicht.« Die eigentliche Ursache einer jeden Krankheit ist ein Konflikt, der nicht auf der Ebene des Denkens gelöst wurde und dann auf die Ebene des Verhaltens, schließlich des Körpers »abrutscht«. Dieser Konflikt beziehungsweise diese Konflikte sind selten bewußt, meist unbewußt. Unbewußte, nicht gelöste Konflikte erzeugen Spannung. Diese Spannung bemerken wir zunächst im Bereich unserer Empfindungen: unsere Stimmung sinkt, wir werden mißgestimmt, entweder für kurze oder für längere Zeit. In dieser Phase könnten wir noch relativ leicht und eventuell sogar allein der oder den Ursachen der inneren Spannung auf die Spur kommen und den oder die Konflikte lösen, die wir mit uns selbst, mit unserem Nächsten oder mit unserer weiteren Umgebung haben. Gelingt dies nicht, so können wir Hilfe im Gespräch suchen. Vielleicht ist schon die Ehefrau oder ein guter Freund in der Lage, uns durch geduldiges Zuhören (und nicht durch Bewertung oder sogenannte gute Ratschläge) zur Selbsterkenntnis zu führen. Selten wird zu diesem Zeitpunkt ein professioneller Therapeut vonnöten sein.

Achten wir nicht auf unsere Empfindungen, auf das, was Simonton die »innere Weisheit« nennt, verdrängen wir sie vielleicht oder unterdrücken sie durch Medikamente, so nimmt die innere Spannung zu und kann zum Auftreten von Verhaltensstörungen oder von organischen Erkrankungen führen. Mit zunehmender innerer Spannung wird es immer mühevoller, allein durch Gespräche die zugrundeliegenden Konflikte zu entdecken.

Das Zauberwort zum Gesundwerden oder zum Gesundbleiben ist also Kommunikation. Daher an dieser Stelle die Fragen: Sind wir bereit und in der Lage zu sprechen, wirklich über alles zu sprechen? Haben wir die ent-sprechenden Gesprächspartner, die bereit sind, uns ohne Wertung zuzuhören?

Leben ist nicht nur Kommunikation, es ist auch Bewegung. Bewegung hat eine nicht zu unterschätzende Bedeutung darin, die innere Spannung, den inneren Druck abzubauen. Sind wir geschult darin, so können wir nach Abbau der inneren Spannungen vielleicht sogar den zugrundeliegenden Fehlprogrammierungen auf die Spur kommen.

Eine zentrale Bedeutung hat das Denken. Über das Denken von heute bestimmen wir die äußere Realität von morgen. Wer nicht über die Gesetzmäßigkeiten des Denkens informiert ist, wird sich da schwertun. Unsere innere Einstellung, unsere Gedanken und Vorstellungen, unsere Beschlüsse, Absichten und Ziele bestimmen unsere Wirklichkeit. Wenn ich denke, etwas ist so, ist es dann nicht wirklich so – für mich? Ist es nicht wahr, daß etwas mir wirklich erscheint, nur weil mein Denken oder Dafürhalten es dazu macht? Andere mögen es völlig anders sehen und meine Ansicht davon für töricht halten. Wenn das wahr ist, dann sind der Körper, die Persönlichkeit, der Charakter, die Umgebung, die Welt, was sie mir zu sein scheinen, weil ich sie in ihrem gegenwärtigen Zustand gedacht habe. Deshalb kann ich sie auch durch den gleichen Prozeß ändern. Erinnern wir uns: Bei jenen 400 Krebspatienten, bei denen eine spontane Rückbildung ihres Krebsleidens beobachtet werden konnte, zeigte sich das Ändern der inneren Einstellung als der einzige gemeinsame Faktor. Das ist so einfach und doch so schwer. Warum?

Das neue, geänderte Denken, die veränderte innere Einstellung hat erst dann seine Auswirkung, wenn aus dem bloßen Gedanken die innere Empfindung, die Gewißheit geworden ist. Darum empfehle ich den Patienten: Denken Sie es, bis dieser Gedanke vom Kopf ins Herz übergegangen ist.

Das zentrale Thema bei der Krebserkrankung ist Selbstentfremdung, Trennung und Isolation. Dies sind tiefsitzende innere Einstellungen. Also gilt es, sie zu ändern. Mein Ratschlag bezüglich Selbstentfremdung ist: Lieben Sie sich selbst bedingungslos, so wie vielleicht ihre Eltern Sie bedingungslos geliebt haben oder Gott Sie bedingungslos liebt. Nur wenn ich mich selbst bedingungslos liebe, akzeptiere und anerkenne, kann ich dem Grundsatz entsprechen: Liebe den Nächsten wie dich selbst und Gott, das Ganze, über alles. Das hat mit verdrehter Eigenliebe, Egoismus, Narzißmus oder Selbstsucht nichts zu tun.

Auch Trennung und Isolation sind innere Einstellungen, die ich auf ähnliche Weise überwinden kann: Ich bin harmonischer Teil des Ganzen, ich bin in positiver Kommunikation mit allem Positiven, ich komme in guten Kontakt mit dem Positiven in den anderen Menschen, ich bin in Harmonie mit dem gesamten Universum und mit Gott. Auch wenn dies anfangs »nur« Gedanken sind, so werden Sie doch eines Tages diese Gedanken tief innerlich empfinden können. Wichtig ist, diese Gedanken zu denken, immer wieder, bedingungslos, bis die Seele ganz davon erfaßt ist.

Für die Menschen, denen es nicht gelingt, innerlich selbständig zu werden, die nicht bereit sind, die Verantwortung für ihr Leben zu übernehmen und die diese spirituellen Anregungen ablehnen, ist die Behandlung ungleich mühsamer. Sie werden Konflikt um Konflikt aufgreifen und überwinden müssen. Das ist harte Arbeit.

Ein weiterer wichtiger Aspekt ist »die eigene Lebensmelodie zu finden und zu singen«. Was ist der Sinn meines Lebens, welchen Sinn möchte ich meinem Leben geben? Was ist wirklich für mich wichtig, was bereitet mir Freude und Erfüllung? Stellen Sie sich selbst die Aufgabe und bekräftigen Sie es: »Ich finde den Sinn meines Lebens«. Wenn Sie dann auf Ihr inneres Empfinden achten, so werden Sie eine Antwort finden. Achten Sie also auf Ihr Empfinden, es weist Ihnen den richtigen Weg. Leben Sie gegen

Ihre eigene Empfindung, so stehen Sie unter Spannung. Das kann zu Krankheit führen.

Die richtige Ernährung des Krebspatienten ist nicht wesentlich anders als die des gesunden Menschen: möglichst viel frische Nahrung, ausgewogen in der Zusammensetzung und mit vielen Ballaststoffen (zum Beispiel Salate). Möglichst wenig Fleisch und Fett. Auch bezüglich der Ernährung gilt das oben Gesagte: Achten wir auf unsere Empfindungen, sie werden uns sehr genau mitteilen, was für unseren Körper notwendig ist. Nahrung hält Leib und Seele zusammen, gewiß, doch ist Ernährung kein Tummelplatz für Ideologien oder einseitige Diätpläne.

Bezüglich der medizinischen Therapie wenden Sie sich an den Arzt Ihres Vertrauens und erarbeiten mit ihm ein Behandlungskonzept. Die bisher aufgeführten spirituellen und psychosomatischen Anregungen sollen die medizinische Behandlung nicht ersetzen, sondern ergänzen. Auch hier wird Ihre innere Empfindung Sie zu den richtigen Ärzten führen. Bekräftigen Sie: »Ich habe den besten Arzt, den ich mir denken kann« und – über kurz oder lang – werden Sie ihn haben.

Der wichtigste Ratschlag, den ich in diesem letzten Kapitel geben kann, ist also, die innere Einstellung zum Leben, zu sich selbst, seiner näheren und weiteren Umgebung zu überprüfen und notfalls zu ändern. Beinhaltet diese innere Einstellung Harmonie mit sich selbst und dem gesamten Universum, dann ist das Ergebnis: Gesundheit.

Ich wünsche Ihnen innere Kraft und Glück!

Anhang

Glossar

Abstraktion: Vorgang, bei dem aus dem direkt Beobachteten, sinnlich Wahrnehmbaren das Wesentliche, Gesetzmäßige abgeleitet wird

Amöbe: in vielen Arten auftretender Einzeller, der durch die Fließbewegung des Zellinhaltes ständig die Gestalt wechselt

amöboid: wie eine Amöbe

Biosphäre: Gesamtheit der von Lebewesen besiedelten Schichten der Erde

Chorionkarzinom: spezielle krebsige Wucherung im Bereich von Uterus, seltener im Eileiter oder Eierstock nach Geburten

denaturieren: einem Stoff den natürlichen Zustand nehmen, zum Beispiel Eiweißstoffe auflösen

Dualismus: Gegensätzlichkeit, Polarität, Zweiheit

Fossilien: Versteinerung oder ähnliches erhaltener Überreste von Tieren und Pflanzen aus frühen Epochen der Erdgeschichte

Identität: als Selbst erlebte innere Einheit der Person

Implosion: Gegenteil von Explosion. Schlagartige Druckerhöhung »nach innen« (zum Beispiel eine Vakuumröhre implodiert)

Karma-Gesetz: Gesetz von Ursache und Wirkung. Man bekommt das (zu spüren beziehungsweise zurück), was man getan hat – im Positiven wie im Negativen

komplex: zusammengesetzt, vielschichtig

Komplexität: Vielschichtigkeit

konfrontieren: sich einer Sache/einer Situation/einer Person stellen; eine (eventuell auch unangenehme) Sache/Situation so anschauen, wie sie ist

Malignom: bösartiger Tumor

mental: geistig, den Bereich des Verstandes betreffend

metastasieren: Aussaat von Tumorzellen in den Körper (vom Tumor ausgehend über Lymphbahnen oder Blutgefäße)

onkogene Gene: geschwulsterzeugende Gene
Onkologie: Lehre von den Geschwulstkrankheiten
posthypnotisch: Tatsache, daß ein »Befehl«, der während einer Hypnose »eingepflanzt« wurde, nach der Hypnose noch wirksam ist
Scharlatanerie: Handlungen eines Schwindlers (hier: der medizinische Fähigkeiten vortäuscht)
Somatisieren: psychische Vorgänge, die als körperliche Symptome auftreten
spirituell: geistig im Sinne von religiös
Stagnation: Stillstand
Zytostatika: krebshemmende Medikamente

Literaturhinweise

»Onkologie – viel Bewegung scheint vor Kolonkarzinomen zu schützen«, Journal of the National Cancer Institute 83, 1991, 1324

Psycho-Oncology, Volume 1 Number 2, Wilay Verlag, 1992

Bachmann, Chr.: »Die Krebsmafia«, Wels, Editions Tomek, 1981

Bahnson, C. B.: »Das Krebsproblem in psychosomatischer Dimension« in Thüre v. Üxküll: »Psychosomatische Medizin«, München, Urban und Schwarzenberg Verlag, 1986

Bappert, L.: »Der Knoten«, Reinbek, Rowohlt-Verlag, 1979

Braun von Gladiss, K. M.: »Ganzheitliche Medizin«, Verlag Bruno Martin, 1991

Brietzke, H.: »Rundbriefe der Frauenselbsthilfe nach Krebs«, Bundesverband e. V., 68159 Mannheim

Buddeberg, C.: »Brustkrebs. Psychische Verarbeitung und somatischer Verlauf«, Stuttgart, Schattauer Verlag, 1992

Chopra, Dr. Deepak: »Ayerveda – Gesundsein aus eigener Kraft«, München, Goldmann Verlag, 1987

Deichmann, M.: »Stimmen die Vorstellungen von den gegen einen Tumor ›kämpfenden‹ Abwehrzellen wirklich?«, Ärztezeitung Nr. 148, Neu-Isenburg, 25.8.92

Dethlefsen, T. et al.: »Krankheit als Weg«, Gütersloh, Bertelsmann Verlag, 1988

Dethlefsen, T.: »Schicksal als Chance«, München, Goldmann Verlag, 1979

von Dithfurt, H.: »Im Anfang war der Wasserstoff«, München, Knaur Verlag, 1975

Fichten, W. et al.: »Perspektiven einer ganzheitlich-patientenorientierten Krebsbehandlung«, Oldenburg, bis, 1992

Findeisen, D. G. R. et al.: »Immunantwort und Psyche«, Stuttgart, Hirzel Verlag, 1990

Fischedick, H.: »Aufbrechen. Schuld als Chance«, München, Kösel Verlag, 1988

Friebel-Röhrig, G.: »Ich habe Krebs – na und?«, Rastatt, Hebel Verlag, 1986

Frielingsdorf, K.: »Dämonische Gottesbilder«, Mainz, Matthias-Grünewald Verlag, 1992

Gawler, J.: »Krebs – ein Signal der Seele«, München, Verlag Peter Erd, 1985

Hamer, R. G.: »Krebs – Krankheit der Seele«, Köln, Verlag Amici di Dirk, 1989

Hamer, R. G.: »Vermächtnis einer neuen Medizin«, Köln, Verlag Amici di Dirk, 1987

Hortenbach, W.: »Gesundheitsfahrplan«, München, Herbig Verlag, 1993

Issels, J.: »Mehr Heilungen von Krebs«, Bad Homburg, Helfer Verlag E. Schwabe, 1972

Issels, J.: »Mein Kampf gegen den Krebs«, München, Bertelsmann Verlag, 1981

Jungi, W. F.: »Alternative Therapiemethoden bei Krebs«, Hamburger Krebsgesellschaft, 1992

Kast, V.: »Die Verantwortlichkeit des Patienten für die Krankheit«, Niedersächsisches Ärzteblatt, Hefte 20 + 21, 1986

Kruse, W.: »Alleinsein – Möglichkeiten psychotherapeutischer Intervention bei Verlust eines Angehörigen«, Schleswig-Holsteinisches Ärzteblatt, Heft 11 (1987), Köln, Deutscher Ärzte Verlag

Kullack, D.: »Tagebuch einer Heilung«, 1989

Lenberg, W. O.: »Jahrhundert-Skandal Krebs«, Düsseldorf, ES Verlag, 1987

LeShan, L.: »Diagnose Krebs – Wendepunkt und Neubeginn«, Stuttgart, Klett-Cotta-Verlag, 1993

LeShan, L.: »Psychotherapie gegen den Krebs«, Stuttgart, Klett-Cotta-Verlag, 1986

van de Loo, J. et al.: »Ärztliche Aufklärung über die Krankheit zum Tode«, Köln, Dt. Ärzteblatt 89, Heft 16, 17.4.92

Ludwig, W.-D.: »Krebs – Auswege aus der Sackgasse«, Siegen, Kalliope Verlag – Raum und Zeit Verlag, 1986

Maugh, T. H. et al.: »Zerstörendes Wachstum«, Stuttgart, Thieme Verlag, 1979

Nagel, G. A. et al.: »Krebsmedikamente mit fraglicher Wirksamkeit«, München, Zuckschwerdt Verlag, 1984

Nagel, G. A.: »Krebsmedizin«, Freiburg, Rombach Verlag, 1991

Niederle, N. et al.: »Der Krebskranke und sein Umfeld«, Stuttgart, Thieme Verlag, 1987

Nusko, G. et al.: »Onkogene, Onkoproktine und Tumorsuppressorgene«, Dtsch. med. Wschr. 116 (1991), 1563-68, Stuttgart, Thieme Verlag, 1991

Osten, D.: »Von Krebs geheilt«, Salzburg, Christl. Vereinigung, 1989

Owen, B.: »Das Krebstagebuch der Ärztin Anne Rush«, Ritterhude, Waldthausen Verlag, 1990

Popp, F. A.: »Molekulare und biophysikalische Aspekte der Malignität«, Leer, Verlag Grundlagen und Praxis, 1984

Prollius, H.: »Die Angst liegt hinter mir – Frauen und Krebs«, Freiburg, Verlag Herder, 1979

Rosenberg, St.: »Die veränderte Zelle«, München, Goldmann Verlag, 1992

Roud, P. C.: »Diagnose: unheilbar – Therapie: weiterleben«, Kreuz Verlag, 1992

Russell, J. M.: »In Ketten frei? Über Sartre, Gestalttherapie und Verantwortung«, Würzburg, PBZ-Publikationen, Heft 8, 1989

Sattilaro, A. et al.: »Rückruf ins Leben (Die Geschichte meiner Heilung)«, Holthausen/Münster, Verlag Mahajira, 1985

Schramm, P.: »Krebs«, Taunusstein, Edition Rarissima, 1987

Schwarz, R. et al.: »Lebensqualität in der Onkologie«, München, W. Zukschwerdt Verlag, 1991

Siegel, B.: »Heilen mit der Seele«, Düsseldorf, Econ Verlag, 1991

Siegel, B.: »Prognose Hoffnung«, Econ Verlag

Simonton, O. C. et al.: »Wieder gesund werden«, Reinbek, Rowohlt Verlag, 1982

Simonton, O. C.: »Auf dem Wege der Besserung«, Reinbek, Rowohlt Verlag, 1993

Smolnig, E.: »Die Demaskierung des Krebsproblems«, Klagenfurt, Carinthia Verlag, 1979

Süss, R. et al.: »Krebs – Experimente und Denkmodelle«, Heidelberg, Springer Verlag, 1970

Tausch, A.-M.: »Gespräche gegen die Angst«, Reinbek, Rowohlt Verlag, 1981

Teegen, F.: »Die Bildersprache des Körpers«, Reinbek, Rowohlt Verlag, 1992

Thalmann, H.: »Zell-Fit (Zell-Milieu-Medizin)«, München, Herbig Verlag, 1994

Theiß, E.: »Spontanregression bei Tumoren«, 2. Allg. Med. 58, 1218-1224 (1982), Stuttgart, Hippokrates Verlag, 1982

Verres, R.: »Die Kunst zu leben – Krebsrisiko und Psyche«, München, Piper Verlag, 1991

Vester, F. et al.: »Krebs – fehlgesteuertes Leben«, München, dtv Verlag, 1977

De Vita, Vincent T. et al.: »Cancer, Principles and Practice of Oncology«, London – New York, Lippincott, 1985

Weber, W.: »Der Mensch ist mehr als sein Körper«, München, Herbig Verlag, 1991

Weber, W.: »Die Seele heilt den Menschen«, München, Herbig Verlag, 1992

Zabel, W.: »Die interne Krebskrankheit und die Ernährung des Krebskranken«, Bad Homburg, Bircher-Benner Verlag, 1968

Zorn, F.: »Mars«, Frankfurt, Fischer Verlag, 1979